Madalin Ionut Costache
Cornelia Alexandra Costache

# Angiogénese, diagnóstico e tratamento do cancro do pâncreas: até à data

Madalin Ionut Costache
Cornelia Alexandra Costache

# Angiogénese, diagnóstico e tratamento do cancro do pâncreas: até à data

ScienciaScripts

**Imprint**
Any brand names and product names mentioned in this book are subject to trademark, brand or patent protection and are trademarks or registered trademarks of their respective holders. The use of brand names, product names, common names, trade names, product descriptions etc. even without a particular marking in this work is in no way to be construed to mean that such names may be regarded as unrestricted in respect of trademark and brand protection legislation and could thus be used by anyone.

Cover image: www.ingimage.com

This book is a translation from the original published under ISBN 978-3-659-87390-4.

Publisher:
Sciencia Scripts
is a trademark of
Dodo Books Indian Ocean Ltd. and OmniScriptum S.R.L publishing group

120 High Road, East Finchley, London, N2 9ED, United Kingdom
Str. Armeneasca 28/1, office 1, Chisinau MD-2012, Republic of Moldova, Europe
Managing Directors: Ieva Konstantinova, Victoria Ursu
info@omniscriptum.com

Printed at: see last page
**ISBN: 978-620-8-39880-4**

# Conteúdo

# Angiogénese, diagnóstico e tratamento do cancro do pâncreas: até à data

Costache MI, Costache CA

## 1. Epidemiologia

O cancro do pâncreas representa um importante problema de saúde a nível mundial, sendo um dos tipos de cancro mais mortais. A taxa de ***incidência anual global*** do cancro do pâncreas é de aproximadamente ***8/100 000 pessoas*** (de 5 a 12/100 000) [1], com uma ***prevalência*** de cerca de ***50/100 000 pessoas*** [2]. A incidência é ***maior nos homens do que nas mulheres*** e nos ***negros do que nos brancos*** [3]. Existem diferenças regionais na distribuição demográfica. O cancro do pâncreas é ***o oitavo cancro mais comum na Europa*** (3% do total). Em 2012, as taxas mundiais de incidência padronizada por idade mais elevadas para o cancro do pâncreas na Europa foram registadas na República Checa e as taxas mais baixas na Bósnia e Herzegovina [4]. A nível mundial, a incidência mais elevada é registada nos países desenvolvidos (Estados Unidos, Canadá, Escandinávia, Europa Ocidental e Austrália) e menos comum nas zonas em desenvolvimento, como a África, a América do Sul, o México, as Caraíbas, o Médio Oriente e a Ásia [5]. O cancro do pâncreas raramente ocorre antes dos 50 anos de idade, sendo mais frequente nas 7ª e 8ª décadas (a idade média de início é de 71 anos), independentemente da etiologia (esporádica, familiar ou relacionada com o tabagismo). Menos de 10% dos casos ocorrem em indivíduos com menos de 55 anos de idade [2].

O cancro do pâncreas continua a ser um dos tipos de cancro mais mortais. É a ***quarta principal causa de morte por cancro*** em cada sexo e em homens e mulheres combinados nos Estados Unidos, depois do cancro do pulmão, da mama ou da próstata e do cancro colorrectal, morrendo anualmente cerca de 200 000 homens e mulheres deste tipo de cancro em todo o mundo [6, 7]. As taxas de sobrevivência a 1 ano, para todos os estádios combinados, a nível mundial, são de 25% e de 5% a 5 anos. A maioria dos doentes apresenta uma doença localmente avançada ou metastática que não é passível de ressecção cirúrgica [8]. Mesmo naqueles com doença potencialmente ressecável (15 a 20% dos doentes), o cancro do pâncreas tem um prognóstico desfavorável, com apenas 25% dos doentes a sobreviverem 5 anos após cirurgia curativa [9]. Mas a luta contra este tipo de cancro não está totalmente perdida. Ainda temos esperança. No Reino Unido, cerca de 4300 pessoas ainda estavam vivas no final de 2006, até dez anos após terem sido diagnosticadas com cancro do pâncreas [10]. Por esta razão, a prevenção primária, a deteção precoce, o estadiamento pré-operatório exato e melhores opções de tratamento continuam a ser um desafio.

## 2. Etiologia e factores de risco no cancro do pâncreas

A etiologia do cancro do pâncreas tem sido amplamente estudada e é objeto de numerosas meta-análises e análises agrupadas. O cancro do pâncreas desenvolve-se quando uma célula do pâncreas sofre danos no seu ADN que a levam a comportar-se e a multiplicar-se de forma anormal. Existem múltiplos factores de risco, embora a maioria esteja apenas fracamente associada à doença.

***Fumar***

O tabagismo é, notavelmente, *o mais forte fator de risco ambiental* conhecido associado ao cancro do pâncreas. Considerado como um agente cancerígeno de classe 1 pela Organização Mundial de Saúde, o fumo do cigarro contém mais de 50 compostos susceptíveis de atuar como agentes cancerígenos [11]. A inalação de fumo de cigarro induz alterações histomorfológicas do pâncreas (hiperplasia ou displasia focal das células acinares) e alterações da síntese e secreção de enzimas pancreáticas [12]. Quase todos os relatórios publicados mostram que *cerca de 25% de todos os casos de cancro do pâncreas* podem ser atribuídos ao tabagismo, tendo os fumadores um *risco* aproximadamente *duas vezes maior* de desenvolver a doença, em comparação com os não fumadores [2, 7, 12]. A correlação está disponível para os fumadores activos porque a exposição ao fumo ambiental do tabaco durante a infância e durante a idade adulta em casa ou no trabalho não foi associada ao risco de cancro do pâncreas [13]. Em comparação com os não fumadores, os actuais fumadores de cigarros foram diagnosticados com a doença em idades significativamente mais jovens [14]. Além disso, os compostos do tabaco não só contribuem para o início do cancro, mas também para a progressão e a transformação das células cancerígenas, tornando-as mais metastáticas e resistentes aos medicamentos [15]. Deixar de fumar reduz o risco excessivo de cancro pancreático [12]. Assim, a cessação do tabagismo é a estratégia mais eficaz para reduzir o peso da doença [2].

***Dieta e obesidade***

O segundo ***fator ambiental mais importante*** associado ao cancro do pâncreas parece ser a influência da dieta [16]. Uma ingestão total de energia elevada está correlacionada com um risco acrescido de cancro do pâncreas [17]. ***As carnes vermelhas*** (especialmente o borrego, a vitela e a caça), particularmente quando cozinhadas a altas temperaturas (por métodos como fritar, grelhar ou assar no churrasco), têm uma correlação positiva com o cancro do pâncreas [18]. Cada 50 g de carne processada consumida por dia está associada a um aumento de 19% no risco de cancro do pâncreas [18, 19]. Assim, o consumo de carne vermelha deve ser evitado, especialmente quando cozinhada a altas temperaturas, e deve ser substituído por aves ou peixe sempre que possível. A ingestão de ***gordura*** total, bem como de ácidos gordos saturados, como a manteiga e as natas, e de ácidos gordos monoinsaturados aumenta o risco de desenvolver cancro [20]. Verificou-se que o álcool é um fator de risco independente, mas pode estar associado apenas ao consumo excessivo de álcool [21]. O tabagismo é um forte fator de confusão [18]. ***Os produtos de origem vegetal e a fibra alimentar,*** em particular, parecem ser protectores. Estudos epidemiológicos demonstraram que o consumo de frutas e legumes (tais como citrinos, melão, bagas, legumes verde-escuros, tomate, feijão, ervilhas, legumes amarelos profundos, fibras e cereais integrais) é inversamente proporcional ao risco de desenvolver cancro do pâncreas [22 - 25]. O aumento da ingestão de folato proveniente de fontes alimentares pode estar associado a uma redução do risco de cancro do pâncreas [18]. As frutas, os legumes, as sementes e as bebidas como os sumos de fruta, o chá verde, o café, as bebidas à base de cacau, o vinho tinto e a cerveja são ricos em ***polifenóis,*** uma classe de substâncias químicas conhecidas pelo seu efeito antioxidante, inibição da proliferação celular, indução da paragem do ciclo celular, interação com as vias apoptóticas e efeitos anti-angiogénicos e anti-metastáticos [26].

A obesidade é também um fator de risco para vários tipos de cancro, incluindo o cancro do pâncreas [2]. Um índice de massa corporal (IMC) de pelo menos 30 kg/m2 foi associado a um risco acrescido de cancro do pâncreas [17, 27]. Verificou-se um risco relativo de 1,12 de desenvolver a doença por cada aumento de 5 kg/m2 no IMC [28, 29]. A atividade física parece reduzir o risco de cancro do pâncreas. Assim, o cancro pode ser prevenido através da manutenção de um índice de massa corporal saudável e de níveis adequados de atividade física [18].

***Factores genéticos***

Alguns, ou talvez todos os doentes com cancro do pâncreas, terão ambos os tipos de exposição: factores genéticos herdados e factores ambientais [7]. Por vezes, verifica-se que o cancro do pâncreas está presente na família devido a genes defeituosos. Estima-se que ***a hereditariedade desempenha um papel significativo no desenvolvimento de cerca de 10% dos*** casos de ***cancro do pâncreas*** [8, 30]. Ainda não foi identificado nenhum "gene do cancro do pâncreas", mas algumas das síndromes genéticas associadas a um risco aumentado de cancro do pâncreas são pancreatite hereditária, cancro da mama familiar (mutações *BRCA2*), síndrome do melanoma múltiplo atípico familiar (FAMMM), carcinoma colorrectal hereditário sem polipose (HNPCC), síndrome de Peutz-Jeghers, polipose adenomatosa familiar, síndrome de Gardner e síndrome de von Hippel-Lindau, ataxia telangiectasia [17]. Uma das mais proeminentes destas síndromes é a ***pancreatite hereditária*** [16]. Sabe-se que os doentes com a forma hereditária de pancreatite têm um risco extremamente elevado de cancro do pâncreas. Sem dúvida que a mais importante doença hereditária da linha germinal é o gene ***BRCA2***. Cerca de 10% dos cancros do pâncreas são causados por defeitos hereditários no gene BRCA2 e estão disponíveis testes genéticos para detetar mutações no gene BRCA2 [7, 31]. Os doentes com um único parente de primeiro grau com cancro do pâncreas têm um risco 2,3 vezes maior. A American Gastroenterological Association sugere que os doentes com uma história de cancro pancreático familiar devem iniciar o rastreio (utilizando tomografia computorizada em espiral e ultrassonografia endoscópica) 10 anos antes da idade em que o cancro pancreático foi diagnosticado pela primeira vez nos seus familiares [16].

***Doenças pré-existentes***

***A diabetes mellitus*** (tipo II, a mais frequente) ***é muito comum em doentes com cancro do pâncreas*** e existe uma ***relação bidirecional*** entre a diabetes e este tipo de cancro [2]. Os indivíduos com antecedentes de diabetes de 5 ou mais anos apresentam um ***risco de cancro do pâncreas duas vezes superior*** ao dos indivíduos sem antecedentes de diabetes ou com diabetes de duração inferior a 5 anos [32]. Assim, o início recente da diabetes pode ajudar a identificar pacientes com cancro do pâncreas, particularmente em indivíduos com mais de 50 anos [16]. No entanto, cerca de 1% dos indivíduos com diabetes com mais de 50 anos serão diagnosticados com cancro do pâncreas no prazo de 3 anos após terem preenchido os critérios para o aparecimento da diabetes [33]. A diabetes surge por vezes como ***uma manifestação precoce do cancro do pâncreas***, particularmente em doentes de baixo peso, de meia-idade ou mais velhos, sem história familiar desta doença, ocorrendo muitos meses antes de o tumor se tornar evidente [3, 17, 29]. Além disso, os medicamentos utilizados para controlar a diabetes podem reduzir (metformina) ou aumentar (insulina ou secretagogos de insulina) o risco de cancro do pâncreas [34]. A relação entre a diabetes e o cancro do pâncreas é confusa. A diabetes é uma doença pré-existente ou é um sintoma precoce do cancro do pâncreas? Qualquer que seja a relação causal, a associação entre as duas doenças foi demonstrada e a presença de diabetes deve levantar suspeitas quanto à possibilidade de existência de cancro do pâncreas.

Uma história de ***pancreatite crónica*** aumenta o risco de desenvolver cancro do pâncreas ***entre 2 a 15 vezes***. Em todos os tipos de pancreatite crónica (alcoólica, não alcoólica, hereditária, tropical), o risco de cancro do pâncreas é elevado. As alterações associadas à inflamação crónica e à fibrose no pâncreas são mais importantes do que a etiologia da pancreatite. No entanto, no caso ***da pancreatite hereditária***, o risco ***é muito mais elevado***, provavelmente porque o início da doença ocorre geralmente numa fase precoce da vida. O risco cumulativo em doentes com pancreatite hereditária é de aproximadamente 30-40%, mais elevado do que para qualquer outro fator causal conhecido [2, 7, 17, 29, 35].

***A fibrose quística, a doença do cálculo biliar e a colecistectomia, a úlcera péptica, a ressecção gástrica*** (com um risco mais elevado para as ressecções Billroth II do que para as Billroth I), ***a infeção por H. pylori*** e ***a infeção por hepatite B*** foram sugeridas como possíveis doenças pré-existentes que podem causar cancro do pâncreas, mas as provas são mais fracas do que para a pancreatite crónica e para a diabetes [7, 29, 36 - 41, 49].

## 3. Patogénese do cancro pancreático

O pâncreas normal é constituído por três tipos diferentes de células epiteliais: células acinares (cerca de 80% do volume da glândula), células ductais (10% -15%) e células endócrinas (ilhéus) (1% a 2%).

O cancro do pâncreas exócrino inclui tumores sólidos (adenocarcinoma, carcinoma de células acinares) e tumores císticos (cistadenoma seroso, cistadenoma mucinoso/ adenocarcinoma, tumor mucinoso papilar intraductal do pâncreas) [17].

***Mais de 95%*** das neoplasias malignas do pâncreas têm origem nos ***elementos exócrinos*** da glândula (células ductais e acinares) e apresentam caraterísticas consistentes com o ***adenocarcinoma.*** A Organização Mundial de Saúde (OMS) propôs uma classificação dos tumores exócrinos pancreáticos (Figura 1) que é amplamente utilizada atualmente [16, 42].

*Tumores benignos:*
- Cistadenoma seroso
- Cistadenoma mucinoso
- Adenoma mucinoso papilar intraductal
- Teratoma cístico maduro

*Tumores limítrofes* (potencial maligno incerto):
- Tumor cístico mucinoso com displasia moderada
- Tumor mucinoso papilar intraductal com displasia moderada
- Tumor sólido-pseudopapilar

*Tumores malignos:*
- Adenocarcinoma ductal
- Tumor de células gigantes tipo osteoclastos
- Cistoadenocarcinoma seroso
- Cistoadenocarcinoma mucinoso (não invasivo ou invasivo)
- Carcinoma mucinoso papilar intraductal (não invasivo ou invasivo)
- Carcinoma de células acinares
- Pancreatoblastoma
- Carcinoma sólido-pseudopapilar
- Carcinomas diversos

**Figura 1** Classificação dos tumores pancreáticos exócrinos da Organização Mundial de Saúde

Nesta classificação, existem 3 tipos de tumores pancreáticos exócrinos que são considerados ***lesões precursoras*** que dão origem ao cancro invasivo do pâncreas: ***neoplasias intra-epiteliais pancreáticas*** (PanINs), ***neoplasias quísticas mucinosas*** (MCNs) e ***neoplasia quística mucinosa intraductal*** (IPMNs) [43, 44].

As lesões PanIN são definidas histologicamente como pequenas neoplasias intraductais produtoras de mucina (normalmente <0,5 cm), normalmente papilares, que crescem normalmente nos ductos pancreáticos mais pequenos. Existem 3 graus de PanINs com base no grau de displasia arquitetural e celular: PanIN-1 (baixo grau), PanIN-2 (grau intermédio) e PanIN-3 (alto grau). O PanIN-3 é equivalente ao carcinoma in situ. As PanIN não são visíveis em imagens transversais, mas a ecografia endoscópica (EUS) pode ser capaz de detetar a atrofia parenquimatosa lobular associada às PanIN [29, 44 - 46].

Os NCM são neoplasias epiteliais císticas, produtoras de mucina, com estroma de tipo ovárico, detectáveis em imagens de corte transversal (ressonância magnética (RM) e tomografia computorizada (TC). Os MCN surgem normalmente no corpo ou na cauda do pâncreas (>90%) e são muito mais comuns no sexo feminino do que no masculino, com uma idade média de diagnóstico de 45-50 anos. As autópsias indicam que a prevalência de doentes com uma lesão pancreática à morte é de cerca de 24% [29, 47].

Os IPMNs são neoplasias epiteliais produtoras de mucina que também são detectadas por imagiologia transversal. São mais comuns na cabeça do pâncreas, afectam mais os homens do que as mulheres e têm uma idade média de diagnóstico de cerca de 65 anos [17, 29, 48]. Foi demonstrado que os doentes com NMC e NMPI têm uma sobrevida melhorada quando as lesões são ressecadas antes de desenvolverem um componente invasivo [29, 49]. Assim, é crucial investigar estes tipos de tumores, uma vez que a prevenção ou o tratamento bem sucedido dos pré-cancros tem o potencial de eliminar as mortes devidas ao cancro.

É frequente encontrarem-se combinações múltiplas de ***mutações genéticas*** nos adenocarcinomas pancreáticos. Uma longa lista de oncogenes e seus produtos tem sido implicada na patogénese do cancro pancreático: ***K-ras*** (presente em >90% dos tumores), ***p16 CDKN2A*** ( >95%), ***PK53*** (50%-70%), ***SMAD4/DPC4*** (55%), ***AKT2*** (10%-20%), ***MYB*** (10%), ***AIB1*** (10%), ***BRCA2*** (7%-10%), ***LKB1/STK11*** (<5%), ***MKK4*** (<5%), ***TGF-0-R1*** ou ***TGF-0-R2*** (<5%), ***RB1*** (<5%). Pensa-se que a acumulação destas alterações genéticas ao longo do tempo resulta no desenvolvimento do cancro [16, 17 50 - 53].

Microscopicamente, os adenocarcinomas ductais são classificados como bem, moderadamente ou pouco diferenciados e a classificação histológica está correlacionada com a sobrevivência.

***O adenocarcinoma ductal*** e as suas variantes ***constituem mais de 90%*** de todos os tumores pancreáticos exócrinos malignos. Cerca de dois terços dos adenocarcinomas ductais ocorrem na ***cabeça*** da glândula (60-70%) e os restantes ocorrem no ***corpo*** (5-10%) ou na ***cauda*** (10-15%), ou difusamente por todo o pâncreas [17, 54]. O tamanho médio dos tumores na cabeça do pâncreas é de 2,5 a 3,5 cm. Devido à sua proximidade com a porção intrapancreática do ducto biliar comum e com o ducto pancreático, os tumores da cabeça produzem geralmente iterícia e pancreatite obstrutiva crónica porque comprimem e obstruem estas estruturas anatómicas. Os tumores do corpo e da cauda são geralmente maiores (5-7 cm) e mais avançados quando são descobertos, porque produzem sintomas relativamente mais tarde do que os tumores da cabeça. Os sintomas dos tumores do corpo e da cauda são normalmente causados pela infiltração maligna dos nervos retroperitoneais e dos nervos, o que produz dor. Quando a doença progride, o adenocarcinoma pancreático invade normalmente ***os canais linfáticos*** e os espaços perineurais. Podem ocorrer metástases à distância, mas o cancro do pâncreas ***infiltra-se normalmente a nível local nas estruturas adjacentes*** (estômago, duodeno, cólon, mesocólon transverso, veias porta e mesentérica superior, artéria mesentérica superior). ***O fígado*** é o local mais comum de metástases intra-abdominais, sendo também observada a sementeira peritoneal do tumor. O pulmão, a pleura e o osso são menos frequentemente envolvidos. ***Em doentes sem disseminação à distância, a invasão vascular pelo tumor é a razão mais comum para a irressecabilidade*** [16, 17].

## 4. **Angiogénese no cancro pancreático** [55].

Todas as células humanas necessitam de oxigénio e nutrientes para sobreviver e para assegurar um crescimento e uma diferenciação adequados. Assim, a formação do sistema vascular ***(vasculogénese)*** através da diferenciação dos precursores das células endoteliais é crucial para proporcionar um fornecimento eficiente de sangue e funções vasculares específicas dos órgãos [56, 57]. Este sistema precisa de ser mantido através da ***angiogénese,*** o processo que resume um conjunto de eventos morfogénicos que expandem e afinam a rede vascular embrionária inicial, mais primitiva, de arteríolas, vénulas e capilares altamente ramificados [58]. A formação de novos vasos sanguíneos ocorre em circunstâncias normais (durante a cicatrização de feridas, regeneração de órgãos e no sistema reprodutor feminino durante a ovulação, menstruação e formação da placenta), mas é também um fator importante em vários ***processos patológicos*** (crescimento de tumores, artrite reumatoide, retinopatia diabética e psoríase) [56].

A angiogénese é rigorosamente controlada por um ***equilíbrio fisiológico*** entre os sinais estimuladores (factores proangiogénicos) e inibidores (factores antiangiogénicos) do crescimento dos vasos sanguíneos [56]. A angiogénese e a vasculogénese são reguladas predominantemente por vários ***factores de crescimento*** diferentes ***e*** pelos ***seus receptores tirosina-quinases associados:*** fator de crescimento endotelial vascular (VEGF), fator de crescimento dos fibroblastos (FGF)-2, angiopoietinas (Angs), fator de crescimento transformador (TGF)-0, netrinas, semaforinas, efrina, Notch, survivina [59]. Provavelmente, os factores tecidulares mais importantes responsáveis pela diferenciação de angioblastos e formação de tubos são ***a família de proteínas VEGF (fator de crescimento endotelial vascular) e os VEGFRs (receptores VEGF).*** Estabelecido como a principal molécula angiogénica durante a organogénese, bem como na angiogénese fisiológica e patológica pós-natal, o VEGF é o estimulador mais potente da proliferação das células endoteliais, da germinação, da migração e da formação de tubos, sendo também um potente fator de sobrevivência e de permeabilidade para as células endoteliais [57].

### ***A família das proteínas VEGF e os seus receptores.***

Descrita pela primeira vez em 1989, a família de proteínas VEGF inclui atualmente sete membros: VEGF (ou VEGF-A), VEGF-B, VEGF-C e VEGF-D ,

VEGF-F, fator de crescimento placentário (PlGF), e os seus receptores VEGFR-1, -2 e -3 [60, 61].

***O VEGF-A*** é uma glicoproteína dimérica essencial para muitos processos angiogénicos em estados normais e anormais, sendo ***o fator angiogénico mais específico e proeminente entre todos os membros da família VEGF*** [59, 62]. Existe em pelo menos nove isoformas homodiméricas (com 121, 145, 148, 162, 165, 165b 183, 189, ou 206 aminoácidos) [63]. Nos tecidos normais, os níveis mais elevados de ARNm do VEGF-A encontram-se no pulmão, rim, coração e glândula suprarrenal do adulto [56, 64, 65]. O VEGF-A tem a capacidade de estimular a proliferação das células endoteliais vasculares e a capacidade de aumentar a permeabilidade vascular. Também promove a sobrevivência e a migração das células endoteliais [59]. O VEGF-A tornou-se um centro de interesse devido ao seu importante papel em processos fisiológicos e patológicos, tais como o desenvolvimento embrionário, a cicatrização de feridas, o ciclo reprodutivo feminino, o cancro, as doenças cardiovasculares, *etc.* [62, 66]. Descoberto em 1995, ***o VEGF-B*** tem uma distribuição tecidular alargada, mas é abundantemente expresso no miocárdio adulto, no músculo esquelético e no pâncreas [67]. Nos tecidos adultos, ***o VEGF-C*** é expresso de forma mais proeminente no coração, placenta, ovário, intestino delgado e glândula tiroide [56]. É o fator parácrino essencial para a linfangiogénese [59]. ***O VEGF-D*** é encontrado em tecidos adultos, particularmente no pulmão, coração, músculo esquelético, cólon e intestino delgado [56, 68, 69].

Foram identificados ***três receptores VEGF tirosina-quinase***: VEGFR-1, VEGFR-2 e VEGFR-3 [68]. ***O VEGFR-1*** (a tirosina quinase do tipo fms, Flt-1) e ***o VEGFR-2*** (a região do domínio da quinase também referida como quinase hepática fetal, KDR/Flk-1) são expressos predominantemente por células endoteliais vasculares. Estão presentes em células tumorais, onde são coexpressos com VEGF, e também são expressos por células musculares lisas, células beta pancreáticas e osteoblastos [68]. Mas o ***VEGFR-2*** é o principal mediador dos efeitos mitogénicos, angiogénicos e de aumento da permeabilidade do VEGFA. Além disso, estudos recentes indicaram que a ativação do VEGFR-2 também promove a linfangiogénese [70]. ***O VEGFR-3*** (Flt-4) é geralmente restrito às células endoteliais linfáticas, a sua ativação estimula a mitose, migração, diferenciação e sobrevivência destas células, sendo supra-regulado em vasos linfangiogénicos mas não em vasos angiogénicos [71]. ***O VEGFR2*** é abundante nas células da ponta dos rebentos angiogénicos, onde o VEGF/VEGFR2 funciona a montante da via de transdução de sinal do ligando 4 do tipo delta (DLL4)/Notch. ***O VEGFR3*** é expresso em todos os endotélios e é indispensável para a angiogénese durante o desenvolvimento embrionário inicial. Nos adultos, o VEGFR3 é expresso em vasos sanguíneos angiogénicos e em alguns endotélios fenestrados. O VEGFR2 é necessário, independentemente do VEGFR3, para a regulação positiva do DLL4 endotelial e para a formação de brotos angiogénicos, bem como para as funções do VEGFR3 na angiogénese [72].

***Expressão do VEGF no cancro***

O VEGF é um fator de crescimento angiogénico fundamental e o seu nível de expressão é um marcador crítico para a deteção de doenças angiogénicas. O aumento ou a diminuição da angiogénese está relacionado com várias doenças em diferentes fases da vida. Assim, encontramos um nível elevado de expressão do VEGF nas doenças que apresentam um aumento da angiogénese, como os cancros, a aterosclerose, a hemangiona, as doenças da pele e das mucosas, a retinopatia, as doenças hepáticas e renais, as doenças inflamatórias. São estados patológicos que mostram redução da angiogénese aqueles em que a expressão do VEGF é baixa: doença isquémica, distúrbios ósseos, leucoencefalopatia, doenças do cérebro, doença da artéria caronária, doença vascular periférica [62]. A neovascularização de tumores sólidos facilita o seu crescimento e metástases, fornecendo fluxo de nutrientes. Os novos vasos sanguíneos resultam da proliferação e migração de células endoteliais da vasculatura existente que abastece o leito tumoral, num processo complexo que envolve a interação regulada de vários mediadores solúveis e dos seus receptores cognatos. O papel potente do VEGF na angiogénese tumoral tem sido amplamente descrito na última década. O VEGF é expresso na maioria dos tumores e a sua expressão está correlacionada com a progressão do tumor [73].

***VEGF em diferentes tipos de cancro:***

Muitas meta-análises e estudos clínicos demonstraram que a expressão do VEGF e dos seus receptores está implicada na maioria dos tipos de cancro não digestivo e digestivo. Assim, a sobreexpressão do VEGF foi encontrada no ***cancro da cabeça e do pescoço,*** no ***carcinoma papilar da tiroide,*** no ***cancro do pulmão de células não pequenas,*** no ***cancro da mama, no cancro do ovário, no cancro do endométrio e do colo do útero,*** no ***osteossarcoma, no cancro da próstata, no cancro da bexiga, no linfoma difuso de grandes células B,*** no ***linfoma anexial ocular e*** no ***carcinoma papilar de células renais*** [74 - 94].

No domínio da gastroenterologia, a expressão da família VEGF foi amplamente estudada e a sua expressão foi correlacionada com: ***cancro oral, cancro gengival, cancro esofágico, cancro gástrico, cancro colorrectal, cancro do fígado e da vesícula biliar*** [95 - 116].

***VEGF no cancro do pâncreas***

Muitos estudos na literatura mostram a importância da família de proteínas VEGF e dos seus receptores nos tumores pancreáticos. A maioria destes estudos avalia a expressão do VEGF utilizando amostras pós-operatórias e modelos de ratinhos ou o nível de VEGF no sangue ou na bílis.

***O tumor endócrino pancreático*** é a primeira entidade tumoral humana em que foi demonstrada a linfangiogénese intratumoral relacionada com o VEGF-C. A regulação positiva do VEGF-C pode estar envolvida na progressão e nas metástases. A análise dos receptores específicos do VEGF-C, VEGFR-2 e VEGFR-3, demonstrou uma imunoreactividade endotelial intensa para o VEGFR-2, bem como a expressão do VEGFR-2 e do VEGFR-3 na maioria das células neoplásicas, sugerindo um possível papel na regulação autócrina/parácrina do crescimento neoplásico [117, 118].

***Os quistos pancreáticos mucinosos*** (neoplasia mucinosa papilar intraductal e neoplasia quística mucinosa) têm o potencial de progredir para adenocarcinoma pancreático invasivo. O VEGF, o VEGF-A, o VEGF-C, o VEGFR-2 e o VEGFR-3 estão sobre-expressos nestes tipos de tumores. . Com uma elevada sensibilidade e especificidade, o VEGF-A é um bom biomarcador para a deteção precoce, a prevenção e a cura das neoplasias quísticas serosas do pâncreas [119 - 121].

***O VEGF*** desempenha um papel importante no desenvolvimento do ***cancro do pâncreas*** [122]. Os dados publicados demonstram que o VEGF e os receptores do VEGF estão sobre-expressos no cancro do pâncreas, em comparação com o pâncreas normal e a pancreatite crónica [123]. Há estudos que demonstram a sobreexpressão do VEGF em mais de 90% dos casos de cancro pancreático analisados [124, 125].

A linfangiogénese pode ser considerada um evento precoce que permite a disseminação de metástases. A expressão do VEGF e a baixa densidade de vasos linfáticos podem ser consideradas factores de mau prognóstico, uma vez que os tumores com este perfil têm um crescimento rápido e são altamente agressivos [126]. Verificou-se que a sobreexpressão do VEGF está associada a uma elevada densidade microvascular e surgiu como fator de prognóstico adverso em termos de sobrevivência dos doentes no adenocarcinoma ductal pancreático [127]. A expressão do VEGF está também significativamente correlacionada com o estádio TNM e a metástase nos gânglios linfáticos. O VEGF pode desempenhar um papel importante na ocorrência, desenvolvimento e metástases do cancro pancreático [125]. Além disso, a análise de regressão logística multivariada indicou uma associação significativa entre a expressão elevada de VEGF e as metástases hepáticas [124]. Uma meta-análise recente revelou que a expressão imunohistoquímica do VEGF representa um marcador significativo e reprodutível de prognóstico adverso no ***cancro pancreático ressecado*** [128], mas o marcador molecular mais consistentemente reprodutível com valor prognóstico no adenocarcinoma pancreático ressecado é considerado a ***proteína de ativação de fibroblastos*** [129]. In vitro, a maioria dos carcinomas ductais pancreáticos apresenta um potencial angiogénico distinto relacionado com o VEGF, como demonstrado pela proliferação de células endoteliais 2 e 3-D, que pode ser promovida por hipoxia grave. Surpreendentemente, as áreas tumorais perinecróticas, que se supõe serem hipóxicas, só raramente apresentaram o aumento esperado da densidade de microvasos e da expressão de VEGF [130].

A análise do locus ***do gene VEGF-A*** em 80 tipos de tumores humanos revela que as alterações do gene VEGF-A foram predominantemente observadas nos hepatocarcinomas, nos adenocarcinomas do pâncreas e do intestino, no carcinoma de células grandes do pulmão e no carcinoma seroso do endométrio [131]. A análise imuno-histoquímica de 50 ***amostras de tecido de cancro pancreático*** revelou a presença de imunorreactividade do VEGF-A em ***50%*** das amostras de tecido de cancro. A presença de VEGF-A nestas células foi associada a uma maior dimensão do tumor e a uma maior disseminação local, mas não foi associada a uma menor sobrevivência dos doentes [132]. O VEGF-A aumentou significativamente a motilidade das células cancerosas do pâncreas, desempenhando um papel importante na indução da invasão e migração das células cancerosas pancreáticas [133]. O prognóstico dos doentes positivos para o VEGF-A era significativamente mau [134]. Os doentes com carcinoma pancreático UICC em estádio III com células tumorais ***VEGF165*** (um tipo de VEGF-A) negativas tiveram um resultado significativamente melhor após a cirurgia, em comparação com os doentes UICC em estádio III com células tumorais VEGF165 positivas (tempo médio de sobrevivência de 19 meses vs. 9 meses, respetivamente [135]. Podemos resumir que a expressão do VEGF-A é um importante fator de previsão de metástases à distância e de mau prognóstico no adenocarcinoma pancreático ductal.

Nas amostras de cancro, a transcrição do ARNm ***do VEGF-C*** aumenta aproximadamente 2,2 vezes, em comparação com o pâncreas normal. A análise imuno-histoquímica confirmou a expressão do VEGF-C e do seu recetor (VEGFR-3) nas células cancerosas dentro da massa tumoral. A expressão de VEGF-C foi positiva em aproximadamente 80% dos cancros pancreáticos [134, 136]. O VEGF-C foi abundantemente expresso no tecido do cancro pancreático e nas linhas celulares e o VEGFR-3 foi expresso nas células estromais do cancro. Estes resultados sugerem que a linfangiogénese ativa não é necessária para a disseminação linfovascular do cancro pancreático. O VEGF-C pode promover o crescimento tumoral local através de sinalização parácrina para as células estromais que expressam VEGFR-3 e apoiar a entrada de células cancerígenas nos linfáticos peritumorais [137]. A expressão do VEGF-C foi correlacionada com a invasão dos vasos linfáticos em redor do tumor [138]. Além disso, no cancro pancreático humano e no modelo de ratinhos nude, a expressão de VEGF-C nas metástases linfáticas foi superior à do tumor primário [139]. A presença de VEGF-C nas células cancerosas foi associada a um aumento das metástases nos gânglios linfáticos, mas não foi associada a uma diminuição da sobrevivência dos doentes [132, 136].

***O VEGF-D*** desempenha um papel fundamental na estimulação da linfangiogénese e das metástases linfáticas no cancro pancreático ductal humano [140]. A expressão do VEGF-D foi positiva em 36% dos cancros pancreáticos [134]. A expressão de VEGF-D em células tumorais na porção marginal do tumor foi significativamente associada a metástases linfáticas e ao prognóstico em doentes com cancro da cabeça do pâncreas [141].

Os receptores do fator de crescimento endotelial vascular são expressos principalmente pelas células endoteliais, mas também são expressos nas células cancerosas pancreáticas. Em comparação com o pâncreas normal e a pancreatite crónica, os receptores do VEGF estavam sobre-expressos no cancro do pâncreas [123]. O VEGF e os seus três principais receptores (VEGFR-1, VEGFR-2 e VEGFR-3) foram expressos em graus variáveis nos tumores do pâncreas. A sobreexpressão do VEGF nos tumores pode ativar as células tumorais portadoras de VEGFR-1 através de uma via autócrina [142]. ***O VEGFR-1*** desempenha um papel na progressão do tumor no cancro do pâncreas através da indução da transição epitelial para mesenquimal [143]. ***O VEGFR-1*** parece ser expresso de forma ubíqua em linhas celulares de carcinoma pancreático, nas quais induz a sinalização e promove a migração e a invasão. No entanto, foi encontrada uma associação significativa entre a baixa expressão de VEGFR-1 e o mau prognóstico e o estádio avançado, sugerindo que a expressão tumoral deste recetor VEGF é um marcador de doença menos agressiva [144]. Em comparação com o pâncreas humano normal, o tecido canceroso mostrou uma sobreexpressão do ***VEGFR-3*** em conjunto com uma elevada vascularização linfática [140]. No entanto, *o VEGFR-2* é o recetor mais importante na avaliação da angiogénese no cancro pancreático. Um estudo recente mostra que o VEGFR-2 foi positivo em 69% dos cancros pancreáticos. Em contraste, a expressão de VEGFR-1 e VEGFR-3 só foi observada em 12% e 14% dos cancros pancreáticos. A expressão do VEGFR-2 nas células cancerosas está significativamente relacionada com a invasão dos tecidos circundantes e com o mau prognóstico do cancro do pâncreas. A sobrevivência a 5 anos dos doentes com tumores VEGFR-2-positivos foi de 0%, em comparação com 21% dos doentes com tumores negativos. Uma análise multivariada mostrou que o VEGFR-2 é um fator preditivo independente do prognóstico do cancro do pâncreas, especialmente no estádio clínico IIA [134].

Recentemente, o VEGF foi também estudado utilizando amostras colhidas por aspiração endoscópica por agulha fina guiada por ultra-sons (EUS-FNA). Um estudo de trinta e cinco doentes submetidos a ecografia endoscópica seguida de EUS-FNA de massas pancreáticas focais mostrou que a expressão do mRNA do VEGF e do EGFR em amostras de EUS-FNA pode ser utilizada como um marcador de diagnóstico associado à invasividade em doentes com adenocarcinoma pancreático [145].

## 5. Diagnóstico do cancro do pâncreas

### Manifestações clínicas

O pâncreas está localizado no retroperitoneu, onde o crescimento inicial do cancro é silencioso; por isso, os sintomas são normalmente um sinal de doença avançada. A apresentação clínica depende do estádio da doença e da localização do tumor primário [146]. Cerca de dois terços dos adenocarcinomas ductais ocorrem na cabeça da glândula e os restantes ocorrem no corpo ou na cauda ou difusamente por todo o pâncreas [17, 54]. Devido à sua proximidade com a porção intrapancreática do ducto biliar comum e com o ducto pancreático, os tumores da cabeça do pâncreas comprimem e obstruem estas estruturas anatómicas e produzem sintomas mais precocemente no decurso da doença (normalmente produzem iterícia e pancreatite obstrutiva crónica). Os tumores do corpo e da cauda estão normalmente mais avançados quando são descobertos porque produzem sintomas relativamente mais tarde do que os tumores da cabeça. Os sintomas dos tumores do corpo e da cauda são geralmente causados pela infiltração maligna da invasão dos nervos retroperitoneais ou somáticos, o que produz dor [16, 17].

Assim, o sinal mais caraterístico do carcinoma pancreático da cabeça do pâncreas é a ***iterícia*** obstrutiva. Os doentes com este sinal podem procurar assistência médica antes de o tumor crescer o suficiente para causar dor abdominal. O escurecimento da urina, as alterações das fezes, a alteração da pigmentação da pele e o prurido são frequentemente notados pelos doentes antes da iterícia clínica.

***A dor*** surge mais tarde na evolução do tumor, principalmente devido à invasão dos tecidos retroperitoneais. Outras explicações para a origem da dor abdominal e lombar podem ser a distensão da vesícula biliar e dos canais biliares. Pode também resultar de uma pancreatite aguda, que pode ser a apresentação clínica em cerca de 5% dos doentes com cancro do pâncreas. Em geral, a dor é de baixa intensidade, surda e vagamente localizada na parte superior do abdómen. A irradiação da dor para as costas é preocupante, pois indica invasão retroperitoneal do plexo nervoso esplâncnico pelo tumor. Muitas vezes, a dor é de natureza incessante, sendo a dor nocturna uma queixa predominante. Alguns doentes podem notar um aumento do desconforto depois de comer. A dor pode ser pior quando o doente está deitado. A dor também pode ser pós-prandial e levar

os doentes reduzem a sua ingestão calórica, uma situação que acaba por resultar em perda de peso ou caquexia [16, 17, 146 - 148].

Na prática, devido à sua apresentação tardia, a iterícia, acompanhada de dor, é o sintoma de apresentação em 80%-90% dos doentes com cancro da cabeça do pâncreas.

Os doentes com obstrução concomitante do ducto pancreático podem também apresentar

insuficiência exócrina sob a forma de ***esteatorreia*** e ***má absorção***. Os doentes com má absorção queixam-se normalmente de diarreia e de fezes gordurosas e com mau cheiro.

Outros sintomas inespecíficos incluem náuseas, fadiga, anorexia e perda de peso. ***A perda de peso*** pode estar relacionada com a anorexia associada ao cancro e/ou com a má absorção subclínica decorrente da insuficiência pancreática exócrina causada pela obstrução do ducto pancreático pelo cancro. A náusea e a saciedade precoce causadas pela obstrução do canal gástrico e o esvaziamento gástrico retardado devido ao tumor também podem contribuir para a perda de peso. Uma substância humoral segregada pelo tumor (TNFa) aumenta a atividade catabólica e pode produzir perda de peso.

Por vezes, a diabetes surge como ***uma manifestação precoce do cancro do pâncreas***, ocorrendo muitos meses antes de o tumor se tornar evidente, mas cerca de 1% dos indivíduos com diabetes com mais de 50 anos serão diagnosticados com cancro do pâncreas no prazo de 3 anos após terem preenchido os critérios para a diabetes. No entanto, a diabetes de início recente pode servir como um sinal de alerta, particularmente em doentes com baixo peso, de meia-idade ou mais velhos, sem história familiar desta doença [2, 17, 29, 33].

O exame físico pode revelar hepatomegalia, uma massa abdominal palpável ou ascite. Em menos de um terço dos doentes, pode ser encontrada uma vesícula biliar palpável e não amolecida ***(sinal de Courvoisier)***. No entanto, a vesícula biliar só é palpável em cerca de metade dos doentes com iterícia e cancro pancreático, pelo que o sinal de Courvoisier não tem valor diagnóstico prático [16, 17, 146 - 148].

***A depressão*** é mais frequente em doentes com cancro do pâncreas do que em doentes com outros tumores abdominais e um estudo recente demonstrou que os doentes do sexo masculino com adenocarcinoma do pâncreas têm um risco de suicídio quase 11 vezes superior ao da restante população [149].

Achados menos comuns incluem ***tromboflebite migratória*** (sinal de Trousseau) e ***trombose venosa*** e ***hemorragia gastrointestinal*** [146].

## Investigações de diagnóstico no cancro do pâncreas

### Biomarcadores

O único tratamento curativo para o cancro pancreático é a ressecção cirúrgica da doença em fase inicial. Assim, existe uma grande necessidade de identificar biomarcadores que possam detetar o cancro pancreático precoce, ou as suas lesões pré-malignas, a fim de proporcionar a oportunidade de realizar esta cirurgia potencialmente curativa [150]. Os marcadores séricos atualmente utilizados para o cancro pancreático incluem o antigénio de hidratos de carbono CA19-9 e o antigénio carcinoembrionário (CEA).

Descoberto em 1965 no cancro do cólon humano, ***o antigénio carcinoembrionário (CEA)*** foi o primeiro marcador tumoral com algum valor clínico para a deteção do cancro pancreático [151]. A baixa sensibilidade (54%) impede a sua utilização para o rastreio do adenocarcinoma ductal pancreático. Além disso, como muitos tipos de tumores, como os da mama, do estômago e colorrectais, também expressam o CEA, este não tem uma especificidade adequada para ser utilizado como biomarcador de deteção ou monitorização do cancro pancreático. Consequentemente, nos últimos 20 anos, o CEA foi substituído pelo ***antigénio de hidratos de carbono 19-9 (CA19-9)***, que tem um melhor desempenho diagnóstico [150, 152, 153]. Descoberto em 1981 e utilizado inicialmente como marcador do cancro colorrectal, o CA19-9 (também designado sialil Lewis a) foi aprovado pela Food and Drug Administration (FDA) dos EUA para monitorizar doentes com cancro pancreático e tornou-se rapidamente ***o biomarcador mais utilizado para o cancro pancreático*** [154]. No entanto, a sua utilização suscita várias preocupações. Verificou-se uma expressão elevada de CA19.9 em várias condições benignas (obstrução biliar, colecistite, pancreatite crónica e aguda, colangite, iterícia obstrutiva e cirrose hepática) e malignas (cancro gástrico, colorrectal, esofágico e das vias biliares) [155]. Tem uma sensibilidade média que varia entre 41 e 86% e uma especificidade relativamente fraca que varia entre 33 e 100% [156]. Contudo, a sensibilidade do CA 19-9 é particularmente baixa em doentes com cancro em fase inicial ou lesões pré-malignas [157]. Dada a baixa taxa de incidência do cancro do pâncreas, não se recomenda a utilização do CA19-9 no rastreio do cancro do pâncreas em indivíduos assintomáticos. Atualmente, é utilizado em doentes sintomáticos e pode ajudar a diferenciar os doentes com pancreatite dos doentes com carcinoma pancreático [155, 158]. O CA19.9 só é expresso em indivíduos com genótipos Lewis a+/b- ou Lewis a+/b+ e não é produzido em cerca de 5-10% da população caucasiana com o fenótipo Lea-b-, o que os impede de ter níveis detectáveis de CA19-9, mesmo numa fase avançada da doença [155, 159]. O CA19.9 continua, no entanto, a ser um marcador importante, com ***valor prognóstico e preditivo no adenocarcinoma ductal pancreático***, sendo os níveis mais elevados de CA19-9 indicativos de taxas de sobrevivência mais baixas e de falta de resposta à terapêutica adjuvante, mas não se recomenda a sua utilização isolada, devendo ser utilizado juntamente com outros exames imagiológicos para avaliar a resposta do doente à terapêutica [160].

São urgentemente necessários biomarcadores séricos adicionais para melhorar o CA19-9 no diagnóstico do cancro pancreático, uma vez que quanto mais cedo o doente for diagnosticado, maiores são as hipóteses de sobrevivência.

Estão atualmente a ser investigados ***novos marcadores*** e os dados preliminares sugerem que alguns deles poderiam ser utilizados isoladamente ou em combinação com as actuais modalidades de rastreio e diagnóstico, num esforço para melhorar a nossa taxa de deteção precoce de tumores. Recentemente, foram identificados vários candidatos a biomarcadores séricos promissores que discriminaram com êxito entre o adenocarcinoma pancreático e os controlos: ***citocina inibidora de macrófagos (MIC-1)*** [161], ***fator de crescimento específico do tumor (TSGF)*** [162], ***molécula de adesão celular 17.1 (CAM 17.1)*** [163], ***molécula de adesão celular relacionada com o antigénio carcinoembrionário 1 (CEACAM1)*** [164], ***família derivada das ilhotas regeneradoras, membro 4 (REG4)*** [165]. À semelhança dos biomarcadores séricos, os marcadores baseados em tecidos também foram exaustivamente estudados: ***antigénio de superfície celular do trofoblasto humano TROP2*** [166], ***plectina 1 (PLEC1)*** [167], ***PAM4*** [168]. No entanto, muitos dos biomarcadores tecidulares estudados revelaram não ter sensibilidade e especificidade suficientes para se tornarem clinicamente úteis [157, 169].

Muitos artigos têm relatado estes novos marcadores que prometem revolucionar o diagnóstico e a gestão do cancro pancreático. A maioria destes biomarcadores recém-publicados produz resultados promissores na fase inicial de descoberta, mas não são adequadamente validados ou são relatados como tendo uma validação mal sucedida e, assim, não conseguem passar da fase de descoberta. Consequentemente, nenhum marcador foi aprovado para utilização pela Food and Drug Administration (FDA) nos últimos 25 anos [150, 170]. Mas é muito importante continuar estas investigações, porque a identificação de biomarcadores de cancro mais específicos permite detetar precocemente o cancro pancreático ou as suas lesões pré-malignas, podendo assim melhorar o prognóstico e a sobrevivência da doença.

**Diagnóstico por imagem do cancro do pâncreas**

As principais modalidades de imagiologia para a deteção do cancro do pâncreas são a ecografia abdominal (US), a ecografia endoscópica (EUS), a colangiopancreatografia retrógrada endoscópica (ERCP), a tomografia computorizada (CT), a ressonância magnética (MRI) e a tomografia por emissão de positrões (PET). ***A imagiologia assumiu um papel central e decisivo no estadiamento e avaliação do cancro do pâncreas,*** estando envolvida em todos os aspectos da gestão clínica das doenças pancreáticas, incluindo a deteção e caraterização da massa pancreática, a identificação de quaisquer variantes anatómicas, a determinação do envolvimento local e vascular, bem como da invasão perineural e linfática, a avaliação das margens, a deteção de metástases à distância e a avaliação da ressecabilidade da doença. Está também centralmente envolvido no seguimento da cirurgia e na avaliação da resposta à quimioterapia. Na ausência de bons marcadores de rastreio, a imagiologia continua a estar na vanguarda do rastreio do CPF.

**Ecografia abdominal**

De todos os métodos de diagnóstico por imagem, a ecografia é frequentemente a primeira abordagem utilizada na tentativa de identificar a causa da dor abdominal ou iterícia, porque é minimamente invasiva, facilmente disponível e não expõe o doente a radiação ionizante [147, 169]. Na ecografia convencional, o tumor pancreático aparece como uma ***massa hipoecogénica,*** acompanhada de dilatação do ducto pancreático e do ducto biliar comum. A maioria dos tumores pancreáticos inclui o adenocarcinoma pancreático, a pancreatite crónica e os tumores de células endócrinas. No exame convencional não existem sinais caraterísticos das diferentes lesões pancreáticas e a exatidão do diagnóstico dos tumores pancreáticos é de apenas 50-70% [171, 172]. ***A US com Doppler com contraste*** melhorou o valor diagnóstico do ultrassom na diferenciação do tumor pancreático. Assim, verificou-se que o adenocarcinoma pancreático é ***hipovascularizado,*** enquanto o tumor de células endócrinas é maioritariamente hipervascularizado e a massa associada à pancreatite é maioritariamente isovascularizada [173]. Além disso, ***a ultrassonografia*** harmónica de inversão de fase codificada ***com contraste (CEUS)***, uma técnica ultra-sonográfica recentemente disponibilizada, indicou que a sensibilidade e a especificidade para o carcinoma ductal pancreático eram de 90% e 95%, respetivamente [173]. Um estudo recente mostrou que a CEUS pode ser uma ferramenta de diagnóstico útil no diagnóstico de tumores da cabeça do pâncreas, com uma sensibilidade de 86% no diagnóstico de adenocarcinoma pancreático, mas não é uma ferramenta suficiente no estadiamento e na avaliação da operabilidade [174]. No entanto, ***a ecografia é limitada pela sua dependência do operador e incapacidade de distinguir o cancro de outros tipos de tumores***, servindo de ponte para exames imagiológicos mais realizados (TC, RM, EUS, CPRE, PET-CT) [147].

**Tomografia computorizada**

Embora a ultrassonografia transabdominal seja frequentemente a primeira modalidade utilizada em muitos doentes com cancro pancreático, a tomografia computorizada (TC) é o exame imagiológico mais utilizado para a deteção e estadiamento do carcinoma pancreático [16]. O pâncreas é idealmente visualizado por TCMD com material de contraste de fase dupla (arterial e portal): a primeira ***fase arterial (pancreática)*** é obtida 20-40 segundos após a administração do agente de contraste intravenoso. Nesta altura, obtém-se o máximo realce do pâncreas normal, permitindo a identificação de lesões neoplásicas sem realce. A segunda ***fase***, ***a fase venosa portal***, é obtida 50-70 segundos após a injeção do meio de contraste intravenoso e permite a deteção precisa de metástases hepáticas e a avaliação do envolvimento tumoral das veias porta e mesentérica [16]. São também utilizadas fases adicionais: ***a fase arterial precoce*** (após cerca de 20 segundos) que é adequada, por exemplo, para a deteção de tumores hipervascularizados (tumores neuroendócrinos) e ***a fase de equilíbrio*** (150 - 180 s após a administração do agente de contraste intravenoso) que é necessária para mostrar a vascularização dos carcinomas pancreáticos desmoplásicos [175]. De acordo com os patologistas, a vascularização dos carcinomas pancreáticos deve, no entanto, ser forte como a maioria dos outros tumores malignos de crescimento rápido, mas o aumento da pressão intratumoral que resulta na compressão dos vasos tumorais dá a ***impressão de hipovascularização*** destes tumores na imagiologia. Assim, os carcinomas pancreáticos, sendo minimamente perfundidos, são tipicamente ***hipodensos em todas as fases da TC*** porque parecem menos perfundidos em comparação com o tecido circundante. No entanto, até 11% de todos os carcinomas pancreáticos são isodensos em TC devido a uma melhor perfusão na fase pancreática. Nestes casos, são alterações secundárias, como congestão ou obstrução ductal, efeito de massa, um contorno convexo anormal do pâncreas e invasão vascular, que indicam indiretamente a presença de tumor [175, 176]. Os tumores na cabeça do pâncreas podem causar dilatação tanto do ducto biliar comum como do ducto pancreático principal (MPD), conhecido como ***"sinal do ducto duplo"***. Um manguito circunferencial de tecido mole à volta dos vasos peripancreáticos com perda do plano de gordura perivascular denota invasão vascular. Outras caraterísticas que sugerem invasão vascular incluem deformidade dos vasos, trombose e desenvolvimento de vasos colaterais. As metástases são mais frequentemente encontradas no fígado e no peritoneu [177].

Existem algumas limitações à utilização da TC no diagnóstico do cancro pancreático. A pancreatite acompanhada de adenocarcinoma pancreático pode ocasionalmente ser a causa da sobrestimação do estadiamento. O espessamento da artéria mesentérica superior é observado tanto na invasão do cancro como na infiltração de gordura na pancreatite aguda ou crónica. A extensão local do cancro pancreático e a invasão das estruturas vasculares adjacentes podem ser bem representadas com a TC helicoidal, sendo as principais limitações desta técnica para o estadiamento pré-operatório a dificuldade em revelar metástases hepáticas insuspeitas e uma baixa taxa de revelação de metástases linfonodais [171]. Assim, há muitos doentes que se prevê que tenham doença ressecável de acordo com estes critérios de TC, mas que se descobrem ter lesões irressecáveis na laparotomia. As causas mais comuns de irressecabilidade de um tumor pancreático são pequenos implantes tumorais peritoneais ou hepáticos e envolvimento vascular pelo tumor [16]. O tamanho exato do tumor é essencial para o estadiamento. A tomografia computorizada tem uma exatidão e sensibilidade muito boas para o diagnóstico de tumores pancreáticos com mais de 2 cm, mas a sensibilidade da tomografia computorizada para lesões com menos de 2 cm situa-se entre 68-77%, com uma exatidão de 77% [178].

O recente desenvolvimento da TC multidetectores (TCMD) com contraste intravenoso permitiu a aquisição de excelentes imagens através de técnicas de reconstrução tridimensional, como a reforma planar curva, a renderização de volumes e a projeção de intensidade máxima, proporcionando uma visão geral excelente e rapidamente compreensível da anatomia e das estruturas pertinentes. Assim, é possível obter um maior realce parenquimatoso, arterial e venoso portal e esta técnica pode oferecer uma melhoria na deteção precoce e no estadiamento preciso do carcinoma pancreático. Os critérios de TC para doença irressecável incluíam anteriormente achados como doença extrapancreática envolvendo o fígado ou o peritoneu, e invasão contígua de órgãos adjacentes como o estômago e o cólon, bem como envolvimento de vasos peri-pancreáticos [178]. A TCMD é muito precisa para o diagnóstico e avaliação da ressecabilidade em doentes com suspeita de neoplasia pancreática, devido ao contraste ótimo entre o tumor e o pâncreas e ao realce máximo do parênquima pancreático e dos vasos vasculares peri-pancreáticos. Verificaram também que permitia a visualização de todo o fígado e de todo o abdómen superior durante a fase portal para uma identificação precisa das metástases hepáticas e da sementeira peritoneal [179]. Assim, a sensibilidade da TC na deteção de cancros pancreáticos melhorou ao longo dos anos com o advento dos exames multifásicos e situa-se entre 75-100% com uma especificidade de 70-100% [178, 180].

Uma opção relativamente moderna para expandir os métodos convencionais de diagnóstico por TC de modo a incluir parâmetros funcionais é a ***TC de perfusão de volume***. Dependendo do protocolo, são medidos diferentes parâmetros tecidulares (fluxo sanguíneo, volume sanguíneo e permeabilidade da parede vascular), permitindo assim uma melhor classificação das lesões pancreáticas em muitos casos e, nalguns casos, até a estimativa da eficácia de um tratamento. O fluxo sanguíneo (BF) e o volume sanguíneo (BV) medidos no caso dos adenocarcinomas são significativamente mais baixos do que no tecido pancreático circundante. Os valores mais baixos de BF e BV são normalmente medidos no centro do tumor. Em contraste, os valores significativamente mais elevados são medidos na zona periférica do tumor, a zona de angiogénese ativa, mas os valores medidos aqui são normalmente inferiores aos do pâncreas saudável. O crescimento do tumor, a classificação histológica e a progressão dos tumores pancreáticos dependem muito da angiogénese. Assim, os tumores de alto grau geralmente apresentam baixo volume sanguíneo e baixo realce máximo. Os adenocarcinomas do pâncreas geralmente apresentam permeabilidade reduzida (Ktrans). Assim, a técnica de TCPV pode contribuir para aumentar a sensibilidade do diagnóstico de adenocarcinomas pancreáticos [175].

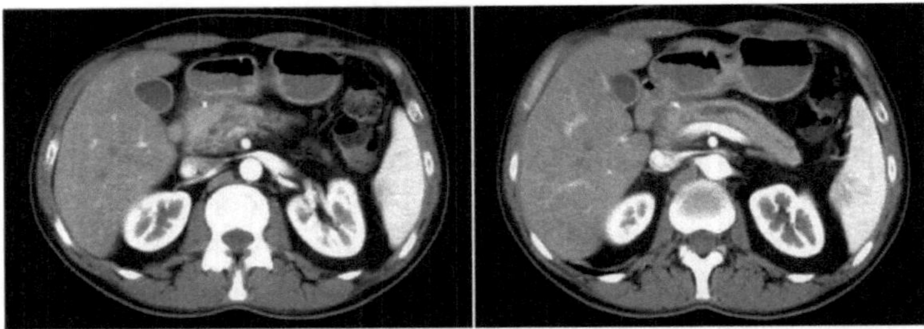

**Imagem 1.** Adenocarcinoma ductal pancreático - tomografia computorizada de dupla fase: massa hipodensa na cabeça do pâncreas acompanhada de dilatação do ducto pancreático principal (Wirsung)

Em conclusão, verificou-se que a tomografia computorizada tem uma boa sensibilidade e especificidade no diagnóstico e estadiamento do adenocarcinoma pancreático. No entanto, a adição de outras modalidades de imagiologia (como a RM, a CPRE, a PET-CT ou a EUS) poderia melhorar ainda mais a precisão do diagnóstico e do estadiamento [181].

**Imagem por ressonância magnética**

A ressonância magnética (RM) tem sido cada vez mais utilizada na avaliação de tumores pancreáticos. A resolução óptima da RM é obtida com imagens ponderadas em T1 e com a utilização de realce dinâmico com gadolínio. Os tumores são vistos como massas de baixo sinal contra o fundo de alto sinal do parênquima pancreático normal. As massas pancreáticas, a dilatação ductal e as metástases hepáticas podem ser demonstradas com grande pormenor. Além disso, as técnicas de angiografia por RM e de venografia por RM que utilizam o realce com contraste de gadolínio podem demonstrar o envolvimento vascular pelo tumor, evitando a angiografia convencional [16].

A aparência típica do carcinoma pancreático na RM é ***hipointensa nas*** imagens ponderadas ***em T1*** e ***hiperintensa ou isointensa nas*** imagens ***ponderadas em T2***. O tumor apresenta ***um realce diminuído na fase inicial*** da RM dinâmica e ***um realce gradual na fase tardia*** [182].

A RM tem uma melhor resolução de contraste do que a TCMD e é superior na deteção de pequenos tumores e metástases [183]. A utilização da ***RM ponderada por difusão (DW)*** pode permitir a deteção precoce de tumores pancreáticos. Além disso, a RM DW pode ser útil na deteção de metástases no fígado e nos gânglios linfáticos [177, 184]. As imagens de spinecho ponderadas em T1 com supressão de gordura e as imagens de RM com eco gradiente dinâmico realçadas com gadolínio foram também consideradas superiores à TC helicoidal na deteção de pequenas lesões [182]. As imagens de RM realçadas com gadolínio e mangafodipir trissódico são úteis para avaliar a extensão local do tumor e o envolvimento vascular do carcinoma pancreático. A RM com contraste tem uma precisão igual ou superior à da TC helicoidal na determinação da extensão local do tumor e do envolvimento vascular, exceto no que se refere à invasão duodenal e ao envolvimento do sistema venoso portal [171]. No entanto, a pancreatite crónica continua a ser difícil de diferenciar do carcinoma pancreático com base nos critérios de imagiologia, uma vez que ambos demonstram uma baixa intensidade de sinal nas imagens ponderadas em T1 e estão associados a obstrução pancreática e/ou ductal biliar [171].

A RM oferece várias vantagens para a imagiologia do pâncreas. Uma delas é o melhor contraste dos tecidos moles em comparação com a TC antes da administração de material de contraste. Outra é a possibilidade de examinar o sistema pancreatobiliar de forma não invasiva. ***A colangiopancreatografia por ressonância magnética (CPRM)*** também pode ser obtida aquando da RM. A CPRM utiliza imagens pesadas ponderadas em T2 que realçam as estruturas que contêm fluidos, tais como ductos, quistos e colecções de fluidos peripancreáticos. As imagens obtidas são altamente comparáveis com as obtidas com CPRE e demonstram prontamente obstrução ductal pancreática, ectasia e cálculos. Em contraste com a CPRE, a CPRM não é invasiva e não requer a injeção de contraste na árvore pancreato-biliar, evitando possíveis complicações como alergia, pancreatite ou infeção. Em termos de diagnóstico, a CPRM tem uma sensibilidade, especificidade, exatidão, valores preditivos positivos e negativos de 100%, 88%, 98%. 97% e 100%, respetivamente, e sensibilidade, especificidade, exatidão, valores preditivos positivos e negativos de 88%, 100%, 90%, 100% e 70%, respetivamente, para a avaliação da ressecabilidade dos carcinomas pancreáticos [178, 185]. No entanto, nenhuma intervenção terapêutica ou diagnóstica pode ser efectuada com a CPRM [16].

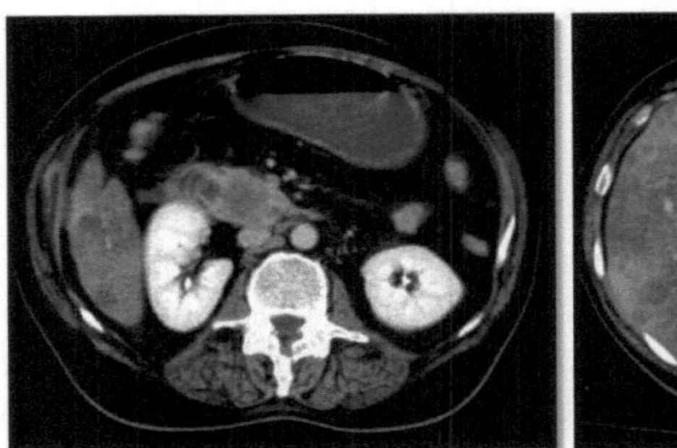
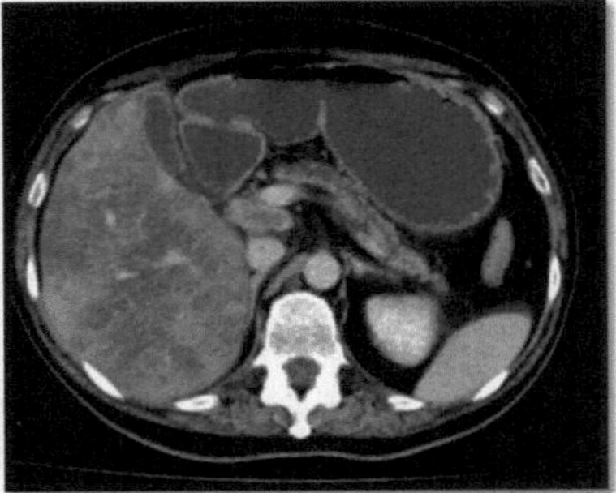

**Imagem 2.** Adenocarcinoma ductal pancreático - ressonância magnética (ponderada em T1): massa hipointensa na cabeça do pâncreas, acompanhada de dilatação do ducto de Wirsung.

A ressonância magnética (RM) pode proporcionar um contraste do tecido pancreático ligeiramente melhor do que a TC, mas a resolução espacial é inferior. Ao contrário da TC, a RM não envolve radiação e utiliza um agente de contraste sem iodo, com rara toxicidade renal. As limitações da RM estão relacionadas com o custo, a disponibilidade e a familiaridade e predileção dos médicos pela TC [16]. Embora a RM seja considerada equivalente ou superior à TC (sensibilidade de 81%-99%, especificidade de 70%-93%), a sua disponibilidade mais limitada restringiu a sua utilização a casos em que os doentes não podem receber contraste de TC (alergia ao corante, função renal diminuída, gravidez) ou quando a ressecabilidade não é clara após a TC [17, 146, 186].

**Colangiopancreatografia retrógrada endoscópica**

Desde a sua introdução em 1968, a colangiopancreatografia retrógrada endoscópica (CPRE) tornou-se um pilar no diagnóstico diferencial de vários tumores da região periampular. A maioria destes tumores tem origem no pâncreas (85%) e, menos frequentemente, no ducto biliar distal (6%), na ampola (4%) ou no duodeno (4%) [16]. O carcinoma do pâncreas só é detetável se colidir com o ducto pancreático, o que significa que o cancro inicial pequeno e o situado no processo uncinado podem não ser detectados por esta investigação [171]. Uma meta-análise recente demonstrou que a colangiopancreatografia retrógrada endoscópica tem uma sensibilidade de 59,9% e uma especificidade de 90,6% para o diagnóstico do cancro do pâncreas, mas, atualmente, a CPRE não tem qualquer papel clínico no diagnóstico e estadiamento do cancro do pâncreas [187]. Achados indirectos, como a dilatação combinada da bílis e do ducto pancreático (sinal do duplo ducto) ou o corte abrupto do ducto pancreático principal ou uma longa estenose solitária do ducto pancreático, podem levantar a suspeita de doença maligna, mas também podem ser observados na pancreatite crónica [188]. A CPRE tem a vantagem de proporcionar a oportunidade de colher amostras para citologia ou histologia e de aplicar uma terapêutica importante através da colocação de stent biliar para a iterícia obstrutiva. A indicação da CPRE para o diagnóstico pré-operatório do cancro pancreático tem vindo a diminuir devido aos avanços da colangiopancreatografia por RM [171]. Se um doente tiver uma história típica de cancro do pâncreas (dor, iterícia, perda de peso) com uma massa na cabeça do pâncreas evidente na TAC, então a CPRE é desnecessária para o diagnóstico e não acrescentará nada à investigação. No entanto, a CPRE é uma ferramenta terapêutica extremamente importante no tratamento paliativo de doentes que não necessitam de cirurgia. Para os doentes com iterícia e cancro pancreático irressecável ou metastático, o stent biliar endoscópico (pode ser colocado um stent no ducto biliar comum obstruído), de preferência com stents metálicos expansíveis, oferece um excelente tratamento paliativo [16, 17].

**Tomografia por emissão de positrões**

A análise estrutural constitui a base da imagiologia convencional, como a TC e a RM, capitalizando as alterações anatómicas para detetar a doença. Em contrapartida, a tomografia por emissão de positrões (PET) baseia-se na identificação de alterações biológicas moleculares. Este método de diagnóstico baseia-se numa maior utilização da glucose pelas células tumorais do que pelo parênquima pancreático normal. O mais utilizado, e atualmente o único marcador oncológico aprovado pela FDA dos EUA, é a ***fluorina-18 fluorodeoxiglicose (FDG),*** um análogo da glicose que é metabolizado de forma a imitar a utilização da glicose no organismo. O análogo radioativo da glucose, a fluorodeoxiglicose (FDG) F 18, é administrado por via intravenosa, seguindo-se a deteção da captação de FDG pelo PET scanner. O pâncreas normal não é normalmente visualizado pela FDG-PET. Em contrapartida, ***o carcinoma pancreático aparece como uma área focal de captação aumentada de FDG*** no leito pancreático [16].

Uma vez que os tumores são metabolicamente distintos do tecido normal, a sua detetabilidade na PET pode ser independente das suas alterações estruturais, embora para a localização anatómica, a PET seja frequentemente associada à tomografia computorizada (TC) como uma técnica híbrida de imagiologia anatómica e metabólica. Uma vez que os marcadores PET têm poucos ou nenhuns efeitos secundários farmacológicos, a PET pode fornecer com segurança informações biológicas sobre os tumores pancreáticos sem as complicações associadas a outras intervenções de diagnóstico, como a imagiologia com agentes de contraste hiperosmolares, a biópsia por aspiração com agulha fina (FNA) ou a colangiopancreatografia retrógrada endoscópica (CPRE) [189].

A PET-CT tem uma ***sensibilidade de 90,1%*** para a deteção de carcinoma pancreático em comparação com a EUS (81,2%) e uma ***especificidade de 80,1%*** em comparação com 92,3% para a EUS [190]. No entanto, existem algumas limitações da imagiologia FDG-PET no diagnóstico do carcinoma pancreático. A pancreatite crónica e aguda pode acumular FDG e resultar em interpretações falsas positivas na imagem PET. No futuro, o desenvolvimento de marcadores para PET que meçam a proliferação celular poderá ajudar a reduzir a captação de falsos positivos observada na pancreatite crónica. É sabido que a sensibilidade em doentes hiperglicémicos tende a ser menor do que em doentes euglicémicos, uma vez que níveis elevados de glucose sérica resultam numa diminuição da captação de FDG nos tumores até 50% devido à inibição competitiva [171]. Para o estadiamento do cancro do pâncreas, a PET-CT não traz qualquer benefício em termos de disseminação local do tumor e dos nódulos linfáticos regionais [171, 178]. Esta imagem funcional não substitui, mas complementa, a imagem morfológica, pelo que, em casos duvidosos, o método deve ser combinado com outras modalidades de imagem. A PET-CT melhora a sensibilidade no estadiamento inicial do pâncreas em 30% com a adição da PET-CT à TC [191]. A literatura atual indica que a PET não é adequada para fazer o diagnóstico inicial de muitos tumores pancreáticos. No entanto, a FDG-PET pode ser útil na diferenciação entre massas pancreáticas benignas e malignas quando os dados morfológicos são equívocos. Pode também ser útil na avaliação da recorrência do tumor após a ressecção pancreática, quando o tecido cicatricial ou as alterações pós-operatórias podem ser difíceis de diferenciar do carcinoma. Poucos estudos identificaram a PET como a ferramenta ideal para detetar a recorrência de tumores pancreáticos [178, 189].

Por último, a FDG-PET pode ser útil na avaliação da resposta do tumor à quimiorradiação neoadjuvante, o que pode levar a uma alteração do tratamento clínico. Um estudo que comparou exames antes e depois do tratamento mostrou que a PET é mais exacta na determinação da resposta do tumor [192]

**Ultrassom endoscópico**

A colocação de sondas de ultra-sons nos endoscópios no início dos anos 80 (por DiMagno) permitiu uma melhor visualização da parede gastrointestinal e dos órgãos abdominais [193, 194]. A ecografia endoscópica (EUS), com ou sem aspiração por agulha fina, tornou-se ***a principal técnica de avaliação das doenças pancreatobiliares*** e provou ter um rendimento diagnóstico superior ao da tomografia por emissão de positrões, da tomografia computorizada (TC) e da ecografia transabdominal no reconhecimento de tumores pancreáticos precoces [188, 195]. Os dispositivos de EUS disponíveis incluem ecoendoscópios radiais e lineares, bem como sondas de ultra-sons de cateteres finos. A EUS tem várias aplicações, como o estadiamento de tumores malignos gastrointestinais e a avaliação de tumores submucosos, e tornou-se uma modalidade importante para a avaliação do sistema pancreatobiliar.

Os adenocarcinomas pancreáticos têm tipicamente o aspeto na EUS de uma ***massa heterogénea, hipoecóica e com margens irregulares*** [196]. O diagnóstico diferencial entre massas pancreáticas focais benignas e malignas ou gânglios linfáticos loco-regionais com base no aspeto da EUS é, no entanto, difícil e requer frequentemente a EUS-FNA para confirmação da malignidade [197, 198]. A precisão da EUS-FNA para o diagnóstico de carcinoma pancreático é de 80-95% [199], com uma ***sensibilidade e especificidade*** combinadas ***de 85% e 98%, respetivamente,*** numa meta-análise recentemente publicada [195]. A ultrassonografia endoscópica tem uma melhor precisão na deteção do adenocarcinoma ductal pancreático em comparação com a TC, a RM ou a CPRE [200 - 204]. Para a deteção de pequenos tumores pancreáticos e a caraterização de massas pancreáticas focais, a EUS, especialmente com a adição da EUS-FNA, representa ***o mais sensível e específico dos procedimentos de imagiologia atualmente disponíveis*** [195, 196]. Com a sua alta resolução, em mãos experientes é capaz de detetar lesões focais tão pequenas como 2-5 mm [204]. Além disso, ***a imagem de fluxo em cores no modo Doppler ou power Doppler*** pode ser usada para descrever a vasculatura peripancreática. A utilização de ***realce de contraste na EUS (CE-EUS),*** com base em agentes de contraste de ultra-sons de microbolhas de segunda geração, demonstrou melhorar a caraterização da vasculatura no interior da lesão de interesse, delinear melhor a patologia benigna da maligna e ajudar no estadiamento e na orientação de procedimentos terapêuticos [205]. Assim, ***os adenocarcinomas pancreáticos são hipovasculares***, enquanto a pancreatite crónica pseudotumoral ou os tumores neuroendócrinos são isovasculares ou hipervasculares em comparação com o parênquima circundante [195, 206]. ***A sonoelastografia em tempo real*** efectuada durante a EUS é uma técnica de imagem promissora com uma elevada precisão para o diagnóstico diferencial de tumores pancreáticos sólidos através da avaliação da dureza dos tecidos, o que poderá ter utilidade clínica no diagnóstico de doenças pancreáticas [207]. Sabendo que os tecidos malignos são geralmente mais duros do que o tecido circundante normal, a elastografia pode fornecer informações clínicas interessantes para ajudar a distinguir o tecido benigno do maligno com base na consistência específica do tecido. A elastografia EUS também foi considerada útil para a diferenciação de massas pancreáticas focais, especialmente na pancreatite crónica pseudotumoral e no cancro do pâncreas, sobretudo na presença de resultados falsos negativos da PAAF guiada por EUS e de uma forte suspeita de cancro do pâncreas [208].

A exatidão da EUS-FNA para o diagnóstico de adenocarcinoma é referida como sendo de 80-95%, dependendo do tipo de agulha (citológica vs. histológica), da técnica utilizada (com ou sem aspiração), da presença ou ausência de um citopatologista na sala de exame, etc. Os resultados dos estudos iniciais foram recentemente validados num grande estudo multicêntrico, indicando valores elevados de sensibilidade, especificidade, valor preditivo negativo, valor preditivo positivo e exatidão global (93,4%, 66,0%, 92,5%, 68,9% e 85,4%, respetivamente) [209].

***Técnica:*** Os procedimentos de ultrassom endoscópico (EUS) começam após a anestesia do paciente, com o ecoendoscópio inserido na segunda parte do duodeno. A cabeça do pâncreas e o processo uncinado são normalmente melhor visualizados através da parede medial do duodeno. Em seguida, o ecoendoscópio é retirado no estômago, sendo o corpo e a cauda do pâncreas visualizados através da parede posterior do estômago. São examinados o parênquima e o sistema ductal, com descrição cuidadosa das caraterísticas do tecido pancreático, bem como a visualização do ducto pancreático principal e do ducto biliar comum. Se necessário, no final do procedimento, é efectuada uma aspiração com agulha fina guiada por EUS (EUS-FNA). A aspiração por punção é guiada por EUS através de um ecoendoscópio com visão longitudinal, incluindo exames em modo power Doppler (para evitar a punção de vasos interpostos com possíveis complicações hemorrágicas). No total, são efectuadas três a seis passagens, sendo o conteúdo da agulha expelido para várias lâminas de vidro que são coradas com vários esfregaços

(Diff-Quik, Papanicolaou, etc.); pode ser recolhido conteúdo adicional para obter blocos de células [210].

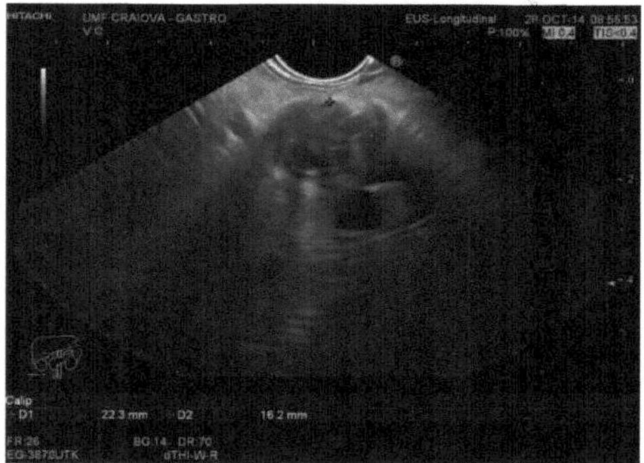

**Imagem 3.** Adenocarcinoma ductal pancreático - ecografia endoscópica (exame convencional): Massa heterogénea hipoecóica com 22,3 mm de diâmetro e margens irregulares na cabeça do pâncreas.

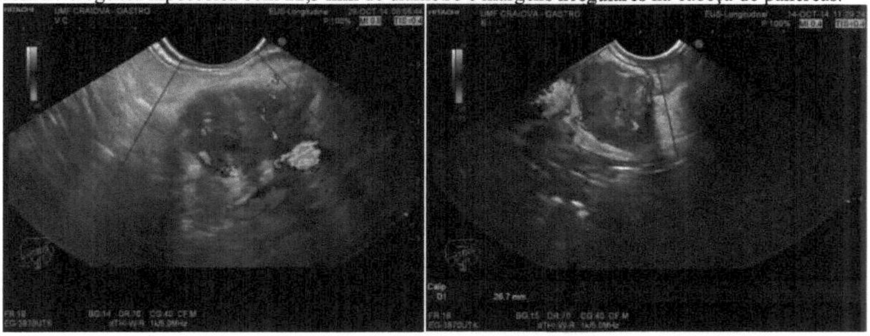

**Imagem 4.** Adenocarcinoma ductal pancreático - ecografia endoscópica (modo Doppler): massas pancreáticas hipoecóicas e hipovasculares.

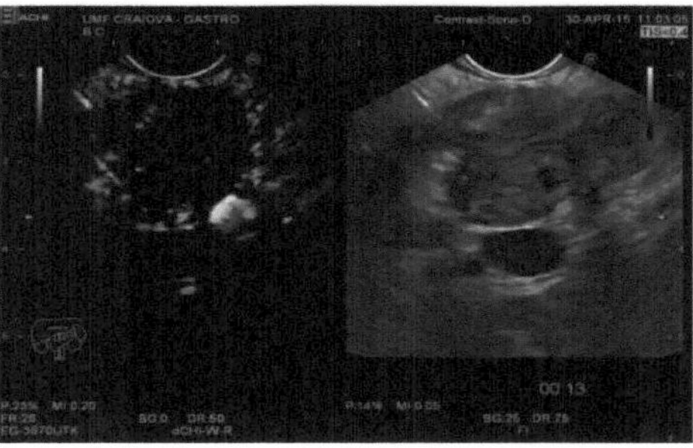

**Imagem 5.** Adenocarcinoma ductal pancreático - ultrassonografia endoscópica com contraste (CE-EUS): massa pancreática hipovascular (na fase arterial precoce - 13 segundos após a administração do meio de contraste intravenoso).

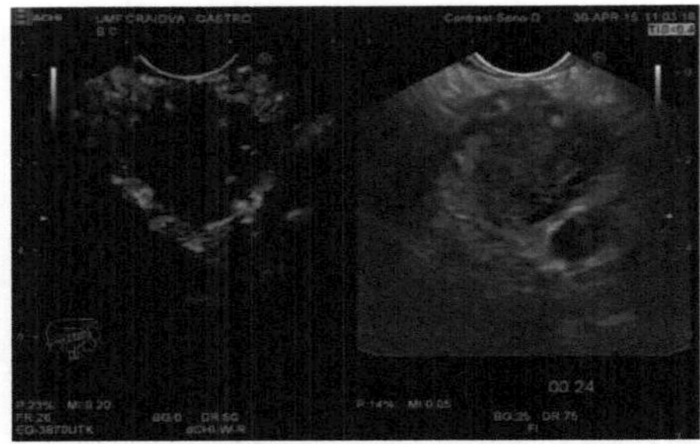

**Imagem 6.** Adenocarcinoma ductal pancreático - ultrassonografia endoscópica com contraste (CE-EUS): massa pancreática hipovascular (na fase arterial - 24 segundos após a administração do meio de contraste intravenoso).

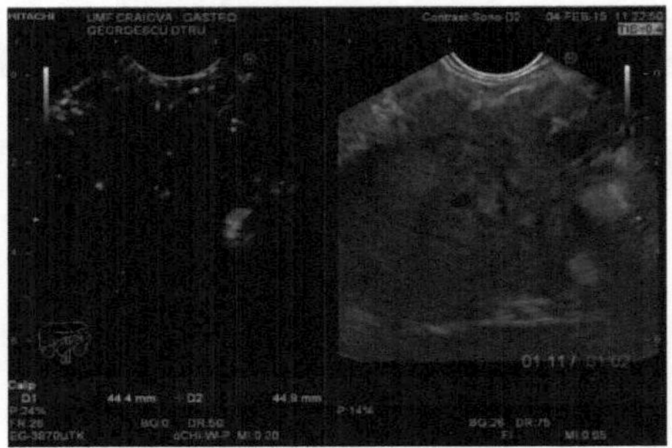

**Imagem 7.** Adenocarcinoma ductal pancreático - ultrassonografia endoscópica com contraste (CE-EUS): Massa pancreática hipovascular (na fase venosa - 71 segundos após a administração do meio de contraste intravenoso).

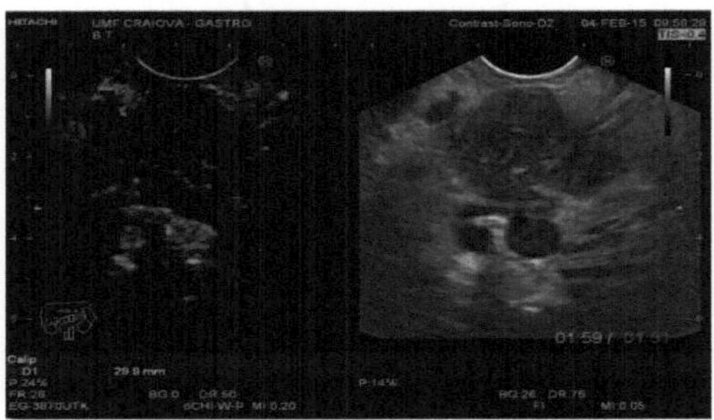

**Imagem 8.** Adenocarcinoma ductal pancreático - ultrassonografia endoscópica com contraste (CE-EUS): massa pancreática hipovascular (na fase venosa tardia - 119 segundos após a administração do meio de contraste intravenoso).

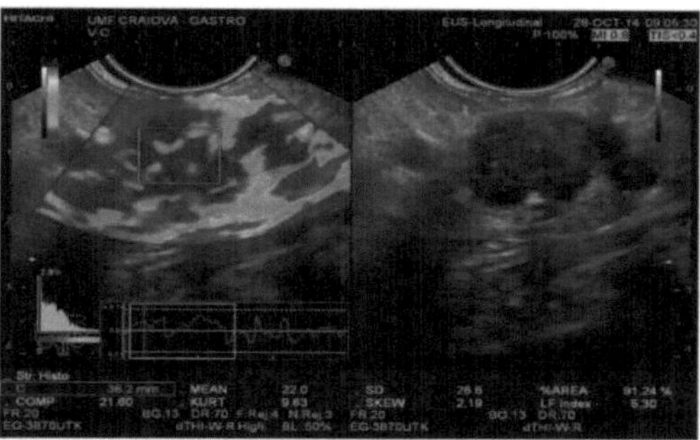

**Imagem 9.** Adenocarcinoma ductal pancreático - ecografia endoscópica (sonoelastografia em tempo real): massa pancreática de consistência dura comparada com o tecido normal circundante.

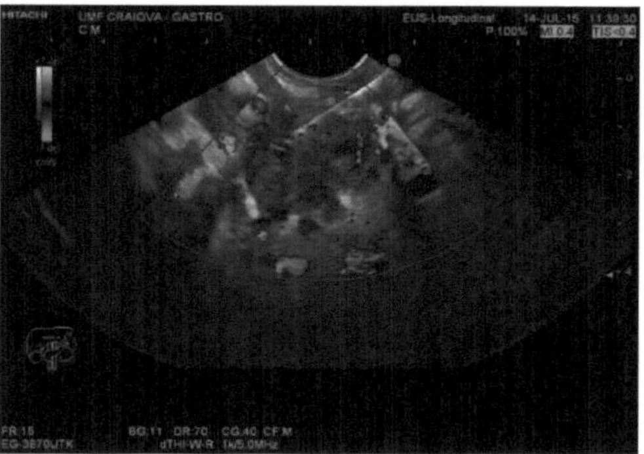

**Imagem 10.** Adenocarcinoma ductal pancreático - aspiração com agulha fina guiada por ultra-sons endoscópicos (EUS-FNA) de uma massa pancreática

A taxa de complicações da EUS sem a aspiração com agulha fina é de aproximadamente 1/2000 procedimentos. Isto é semelhante à taxa de complicações de outros procedimentos de endoscopia avançada, especialmente quando a anestesia geral está associada. Vários estudos relataram uma baixa taxa de complicações da EUS-FNA, que incluem: hemorragia (0-1,3%) [211 - 213], perfuração (0-0,4%) [211, 212], infeção (0,3%) [211, 212] e pancreatite (1-2%) [211]. O risco de bacteriemia é baixo e não são recomendados antibióticos profilácticos, exceto para a EUS-FNA de lesões císticas pancreáticas [214, 215]. Foi relatada a sementeira de células malignas ao longo do trajeto da agulha de PAAF em lesões pancreáticas por EUS-FNA

[216] . No entanto, o risco de isto acontecer é menor do que na biopsia percutânea [217] .

**Aspiração Endoscópica por Agulha Fina Guiada por Ultrassom: Do passado para o futuro** [194]

A aspiração endoscópica por agulha fina com ultra-sons (EUSFNA) é uma técnica que permite o estudo de células humanas obtidas por aspiração em diferentes locais perto do trato gastrointestinal. O procedimento é geralmente realizado após a deteção de uma massa suspeita através de outros métodos de imagem, incluindo endoscopia, ultra-sons, tomografia computorizada (TC) ou ressonância magnética (RM), *etc.* [218]. Assim, a PAAF é um método minimamente invasivo para a colheita de amostras citológicas de lesões de massa periféricas e profundas [219]. A colocação de sondas de ultra-sons nos endoscópios no início da década de 1980 (por DiMagno) [193] permitiu uma melhor visualização da parede gastrointestinal e dos órgãos abdominais [220]. No entanto, a necessidade de diagnóstico dos tecidos era evidente desde os primeiros trabalhos sobre EUS [221]. A EUS-FNA foi iniciada em 1991 para o cancro pancreático [222] e atualmente é realizada por rotina em muitos centros endoscópicos, sendo evidente que este procedimento tem um grande impacto na gestão terapêutica dos doentes, através da obtenção de um diagnóstico tecidular definitivo das lesões delineadas pela EUS [223]. A capacidade de obter material citológico sob visualização direta acrescenta uma nova dimensão à utilidade diagnóstica desta técnica, pois oferece uma oportunidade para um diagnóstico rápido e preciso [220]. A EUS-FNA é utilizada para obter tecido de tumores da mucosa/submucosa, bem como de estruturas peri-intestinais, incluindo gânglios linfáticos, pâncreas, glândula suprarrenal, vesícula biliar, ducto biliar, fígado, rim, pulmão, *etc.* [224]. Com base na literatura publicada, o pâncreas e os gânglios linfáticos (intra-torácicos e intra-abdominais) são os órgãos mais frequentemente visados na EUS-FNA [220]. Apesar de a técnica de EUS-FNA ter sido iniciada há vinte anos, há progressos notáveis que culminam atualmente com a aplicação de métodos de endomicroscopia confocal a laser (CLE) através de agulha, que permitem biópsias ópticas em tempo real.

**DO PASSADO...**

É óbvio que a EUS-FNA não se limita de todo à gastroenterologia, uma vez que o trato gastrointestinal atravessa regiões anatómicas relacionadas com outras especialidades médicas, como a pneumologia, a cirurgia torácica, a medicina interna, a oncologia, a urologia, a ginecologia e a endocrinologia [223, 225]. No início da década de 1990, Peter Vilmann e Soren Hancke desenvolveram um equipamento de biópsia especial em colaboração com a Medi- GlobeGmbH, Tubingen, Alemanha, que constituiu o avanço final do método de biópsia guiada por EUS [222, 223, 225]. Todos os conjuntos de agulhas comercialmente disponíveis atualmente têm caraterísticas e desenhos basicamente semelhantes. No entanto, a PAAF foi desenvolvida há muitos séculos. O primeiro relato da utilização de agulhas para fins terapêuticos encontra-se no livro mais influente da medicina medieval árabe, que descreveu pela primeira vez punções terapêuticas da glândula tiroide, utilizando instrumentos semelhantes às agulhas de aspiração modernas. Mas o século passado registou um progresso notável em termos de PAAF, sendo amplamente utilizada a utilização de agulhas cirúrgicas para o diagnóstico e tratamento de várias doenças [218]. Em 1912, um hematologista alemão, Hans Hirschfeld (1873-1944), relatou a biópsia por PAAF para o diagnóstico de linfomas cutâneos e outros tumores, com o uso de biópsia aspirativa por agulha e processo histológico do material celular adquirido [226]. Leonard Stanley Dudgeon foi o primeiro a estabelecer cientificamente a técnica de biópsia por agulha [227], enquanto Hayes Martin e Edward Ellis [228, 229] aplicaram biópsias por agulha numa ampla gama de amostras e casos clínicos. Mas o primeiro relato do uso de agulha fina (22-G) deve ser atribuído a Ernst Manheim (um patologista alemão), em 1931 [230].

***Papel de diagnóstico da EUS-FNA***

A primeira EUS-FNA para o diagnóstico citológico de uma lesão pancreática foi efectuada por Peter Vilmann em 1991 e publicada em 1992 [222]. A sua tese, que é considerada um estudo de referência, foi publicada como um livro sobre EUS utilizando um transdutor de matriz linear curva, com descrição e desenvolvimento da agulha de biópsia e do procedimento de EUS-FNA (Fig. 3) [225]. A EUS-FNA do trato gastrointestinal superior e inferior foi descrita em 1992 em estudos separados por Wiersema *et al.* [231] e Vilmann *et al.* [219, 222].

A anatomia regional do pâncreas é complexa, o que dificulta a obtenção de amostras citológicas sem uma laparotomia exploratória. Tradicionalmente, a ultrassonografia transcutânea, a TC ou a EUS-FNA têm sido utilizadas para orientar a agulha de obtenção de biópsias do pâncreas [232]. Desde o seu desenvolvimento na década de 1980, a EUS tem-se revelado útil na investigação e estadiamento da suspeita de cancro do pâncreas. Em comparação com outras modalidades de imagem (TC, RM), a EUS tem as vantagens de uma melhor taxa de deteção de lesões pancreáticas com menos de 3 cm de dimensão e a capacidade de recolher amostras para análise citopatológica, sendo parte integrante do diagnóstico e estadiamento dos tumores pancreáticos [195]. Assim, a exatidão global da USE é superior à da TC e da RM na deteção de lesões pancreáticas [220, 233 - 236]. De facto, o principal papel da EUS-FNA nas lesões pancreáticas é obter o diagnóstico tecidular em massas pancreáticas suspeitas. Assim, na maioria dos casos, é possível evitar intervenções cirúrgicas desnecessárias no cancro pancreático avançado, e a EUS é considerada o método preferido para o estadiamento loco-regional do cancro pancreático [220]. Uma revisão da literatura médica para avaliar o papel da EUS-FNA no diagnóstico de massas pancreáticas sólidas mostrou uma sensibilidade de 78%-95%, uma especificidade de 75%-100% e uma exatidão de 78%-95% [195, 199, 237], confirmando que a EUS-FNA é um método eficaz e seguro para obter um diagnóstico citológico dos tumores pancreáticos [238]. Muitos estudos referiram a importância da realização de EUS-FNA para gânglios linfáticos mediastínicos e intra-abdominais. A maioria destes estudos avaliou a utilização da EUS-FNA no estadiamento de neoplasias malignas do pulmão, do trato gastrointestinal e do pâncreas, mas muitos outros, como a sarcoidose [239], os linfomas [240] e a tuberculose [241], foram diagnosticados por este método. O estadiamento dos gânglios linfáticos e a deteção de lesões metastáticas são questões essenciais do estadiamento do cancro pancreático. A EUS-FNA permite a colheita de amostras de gânglios linfáticos e de lesões hepáticas de aspeto suspeito. Foi demonstrado que a EUS-FNA aumenta a precisão do estadiamento dos gânglios linfáticos, reduzindo assim o número de intervenções cirúrgicas desnecessárias [232]. Uma meta-análise de 76 estudos (9310 doentes) sobre gânglios linfáticos mediastínicos demonstrou que a PAAF melhorou a sensibilidade (de 84,7% para 88%) e a especificidade (de 88% para 96,4%) em comparação com a imagiologia por EUS isolada [242]. Assim, a PAAF-UE deve ser o teste de diagnóstico de eleição para a avaliação dos gânglios linfáticos mediastínicos [212, 243]. Um estudo recente também demonstrou uma excelente especificidade (100%) e uma elevada precisão (90%) para a EUS-FNA dos gânglios linfáticos mediastínicos em doentes com cancro do pulmão conhecido ou suspeito, indicando que o procedimento tem um elevado impacto clínico [244]. Algumas meta-análises e estudos multicêntricos avaliaram a exatidão da EUS-FNA no diagnóstico de lesões de outros órgãos, tais como: neoplasias quísticas pancreáticas mucinosas, tumores pseudopapilares sólidos, pancreatite autoimune, lesões metastáticas do pâncreas, estenoses das vias biliares e massas da vesícula biliar, cancro esofágico e gástrico, tumores estromais gastrointestinais (GIST), estadiamento do cancro do pulmão de células não pequenas, *etc.* [245 - 253]. Para o diagnóstico de lesões císticas pancreáticas mucinosas, a EUS-FNA tem uma sensibilidade conjunta de 63% e uma especificidade de 88%.42,50-52 Durante um período de 6 anos, um estudo retrospetivo multicêntrico demonstrou a utilidade da EUS-FNA no diagnóstico de uma causa rara mas importante de lesões pancreáticas focais (lesões metastáticas do pâncreas) [248, 254 - 260]. Outra meta-análise (incluindo 284 doentes) demonstrou que a PAAF-UE tem uma sensibilidade combinada de 84% e uma especificidade combinada de 100% na avaliação de estenoses das vias biliares e massas da vesícula biliar [249]. Uma meta-análise também demonstrou que a EUS-FNA melhora substancialmente a sensibilidade (de 84,7% para 96,7%) e a especificidade (de 84,6% para 95,5%) em comparação com a imagiologia EUS isolada na avaliação da doença em estádio N do cancro do esófago [250, 261 - 265]. Por último, mas não menos importante, um estudo recente (ao longo de um período de 4 anos) demonstrou que as caraterísticas de desempenho da EUS-FNA para o diagnóstico de GISTs produziram uma sensibilidade de 82%, uma especificidade de 100% e uma exatidão global de 86% [252, 265 - 267]. Assim, a EUS-FNA é uma ferramenta extremamente valiosa para diagnosticar e caraterizar lesões submucosas do trato gastrointestinal superior [253].

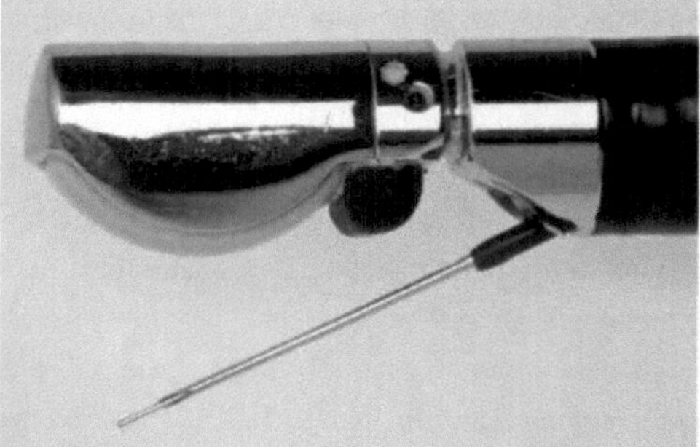

**Imagem 10.** Aspiração com agulha fina guiada por ultra-sons endoscópicos de um aparelho de EUS linear com a agulha de FNA existente no canal de biopsia no plano da imagem de ultra-sons.

### *Como diminuir a taxa de falsos negativos?*

A especificidade da EUS pode ser aumentada para perto de 100% com a FNA, com uma exatidão de 95%. No entanto, o valor preditivo negativo da EUS-FNA é relativamente baixo, especialmente quando se suspeita do diagnóstico de lesões pancreáticas. Os dados da literatura médica para o diagnóstico de massas pancreáticas sólidas utilizando a PAAF-UE revelaram um valor preditivo negativo de 46%-80% [195, 199, 237, 268 - 273]. Para os gânglios linfáticos, o valor preditivo negativo da EUS-FNA é mais elevado, aproximadamente 80% (78% - 85%) [232, 239 - 244, 274]. Por conseguinte, os resultados negativos não excluem completamente a malignidade. Por conseguinte, a necessidade de realizar uma EUS-FNA de rotina em lesões de massa pancreática potencialmente ressecáveis observadas noutras modalidades de imagiologia é ainda controversa [215, 275]. Para uma avaliação eficaz das amostras de EUS-FNA, deve estar presente um citopatologista ou um estagiário avançado em citopatologia para garantir que as amostras colhidas são adequadas. A presença de um citopatologista durante a EUSFNA melhora o rendimento do diagnóstico, diminuindo as amostras insatisfatórias, reduzindo a necessidade de passagens adicionais e, consequentemente, o tempo do procedimento [220, 224]. Em muitos centros, as amostras de EUSFNA são obtidas pelo endoscopista e as amostras são enviadas num fixador para o laboratório de citopatologia para preparação das amostras. Noutras instituições, os técnicos e estagiários em citopatologia vão à sala de endoscopia e avaliam a adequação das amostras no local. Em alguns centros, os citopatologistas vão à sala de endoscopia e fornecem uma interpretação imediata no local [220]. Assim, a avaliação citopatológica no local é aceite como uma medida de controlo de qualidade para a EUS e é o padrão de cuidados na maioria dos centros académicos de EUS. Num estudo recente de 182 pacientes com massas pancreáticas submetidos a EUS-FNA, a presença de um citopatologista no local foi associada a um número significativamente menor de amostras inadequadas e a uma maior sensibilidade diagnóstica [176 - 278]. Mas outro conceito emergente é a telecitopatologia, que pode ser um substituto válido para a avaliação citopatológica no local. As lâminas são inicialmente preparadas e pré-selecionadas por um citotécnico ou por um residente de patologia e depois analisadas por um citopatologista externo utilizando um sistema operado remotamente em tempo real [215]. Um estudo retrospetivo demonstrou a potencial utilização da tele-citopatologia como um substituto válido para a avaliação no local do carcinoma pancreático por EUS-FNA [279]. Uma revisão retrospetiva mostrou que os citotécnicos e os citopatologistas são comparativamente precisos nas avaliações no local da adequação da PAAF pancreática guiada por EUS. A adequação e a exatidão da avaliação no local aumentam com a experiência institucional, e este aumento não é apenas atribuível a factores relacionados com os citologistas [280, 281]. O objetivo da realização da PAAF é obter um diagnóstico positivo no mais curto espaço de tempo possível com o menor número de passagens. O número de passagens a efetuar depende da presença ou ausência de um citopatologista no local para avaliar a adequação da amostra, para estabelecer o diagnóstico no local e para orientar a necessidade de mais amostras. Na ausência de um citopatologista no local, deve ser efectuado um número adequado de passagens para evitar a necessidade de repetir os procedimentos [224]. Estudos demonstraram que, em lesões sólidas de massas pancreáticas, o número ideal de passagens da agulha de EUS-FNA variava entre 2 e 6 [282, 283]. Para além disso, a utilização de sucção aumenta o rendimento diagnóstico de um maior número de lâminas sem aumentar a quantidade de sangue [284]. O tamanho da agulha é outro fator que pode modificar a precisão do diagnóstico da EUS-FNA. As agulhas 19-G parecem ser capazes de fornecer uma maior quantidade de material tecidular em comparação com as agulhas 22-G, sem complicações suplementares. De qualquer modo, a EUS-FNA com uma agulha de aspiração 19-G pode ser um método valioso para o diagnóstico de massas pancreáticas/peri-pancreáticas quando o citopatologista não está disponível na sala de endoscopia [285]. Não houve diferença na exatidão, número de passagens ou complicações entre as agulhas 25-G e 22-G. De qualquer modo, a seleção de lesões no duodeno distal pode ser mais fácil utilizando a agulha 25-G devido a uma menor fricção e a uma penetração mais fácil [286]. Outro estudo recente demonstrou que, com uma amostra de tecido adequada, a aplicação alargada da citometria e da imunohistoquímica aumentou o rendimento diagnóstico da EUS-FNA [287]. Recentemente, a biopsia por EUS-FNA pode ser efectuada com uma nova agulha histológica 19-G, sendo viável para o diagnóstico histopatológico de lesões maciças intra-intestinais e extra-intestinais, oferecendo a possibilidade de obter uma amostra para avaliação histológica na maioria dos casos, com uma precisão de diagnóstico global superior a 85% [288]. No entanto, a EUS-FNA é um desafio técnico e requer formação especial, sendo uma técnica difícil de dominar, com uma curva de aprendizagem prolongada. A American Society for Gastrointestinal Endoscopy (ASGE) recomenda que, para uma "competência abrangente em todos os aspectos da EUS, seja efectuado um mínimo de 150 casos supervisionados, dos quais 75 devem ser pancreatobiliares e 50 EUS-FNA". A atual orientação da ASGE de 25 procedimentos supervisionados de EUS-FNA para o diagnóstico de adenocarcinoma pancreático é razoável [289 - 292].

## ...PARA O FUTURO

A CLE é um novo método endoscópico que foi introduzido pela primeira vez em 2004 na caixa de ferramentas do endoscopista [293]. Enquanto técnicas como a cromoendoscopia e a endoscopia de ampliação convencional tentam prever a histologia a partir dos padrões da mucosa, a CLE permite efetivamente a microscopia intravital da mucosa gastrointestinal humana durante a endoscopia em curso, possibilitando a biópsia ótica em tempo real [294]. A CLE baseia-se na iluminação do tecido com um laser de baixa potência e na subsequente deteção da luz fluorescente reflectida pelo tecido [214, 295]. A imagiologia confocal pode basear-se na reflectância ou na fluorescência dos tecidos [296, 297]. A CLE baseada na fluorescência dos tecidos utiliza agentes de contraste locais e/ou intravenosos e gera imagens de alta qualidade comparáveis ao exame histológico tradicional. Os agentes de contraste podem ser aplicados por via sistémica (fluoresceína, tetraciclina) ou tópica (acriflavina, violeta de cresilo) utilizando um cateter de pulverização [297]. O desenvolvimento de agentes de contraste específicos para órgãos e tecidos alargará ainda mais as indicações para a endomicroscopia confocal, que pode potencialmente ser utilizada para avaliar a patologia extraluminal (por exemplo, biliar, pancreática, intraperitoneal). Desde a primeira descrição da utilização de um sistema de CLE baseado em endoscopia (eCLE) em seres humanos em 2004, a tecnologia de eCLE tem sido estudada para várias indicações. Estas incluem a identificação do esófago de Barrett, cancro esofágico e gástrico, metaplasia intestinal gástrica, doença celíaca, pólipos colorrectais, vigilância da colite ulcerosa, doença enxerto-versus-hospedeiro, estenoses do trato biliar, quistos pancreáticos e utilização em associação com a ressecção endoscópica da mucosa [298 - 302]. A tecnologia recente permite que uma minissonda confocal (pCLE) seja passada através do canal de biópsia do endoscópio, enquanto as imagens da biópsia ótica são normalmente co-registadas com os resultados histopatológicos realizados na conclusão da imagiologia pCLE. Com base no mesmo sistema de CLE, a CLE baseada em micro-ondas foi combinada com a punção guiada por EUS de lesões quísticas pancreáticas, um procedimento designado CLE baseado em agulha (nCLE), numa abordagem de prova de princípio. Embora se aguarde a realização de ensaios de seguimento, a nCLE pode revelar-se valiosa na avaliação de tais lesões quísticas [303], mas também de massas focais [304].

### *Marcadores moleculares*

O cancro do pâncreas é caracterizado por uma variedade de alterações moleculares [305] e, por conseguinte, a identificação e quantificação de potenciais marcadores moleculares do cancro do pâncreas em amostras celulares obtidas por EUS-FNA poderia ser uma abordagem promissora para o diagnóstico de massas pancreáticas sólidas [306]. A EUS-ANF pode fornecer material para análise de biologia molecular [307]; além disso, a EUS-ANF permite a extração de quantidades suficientes de ARN para realizar a análise quantitativa da reação em cadeia da polimerase (PCR) em tempo real [305], que é atualmente o método mais preciso para detetar a expressão genética diferencial. Um estudo recente demonstrou que os estudos moleculares em material de EUS-FNA (utilizando uma matriz de baixa densidade em biópsias de EUS-FNA de massas pancreáticas sólidas) são técnicas de investigação promissoras para a identificação e quantificação de marcadores em doentes com adenocarcinoma pancreático diagnosticados com tumores não ressecáveis [308]. O diagnóstico preciso de massas pancreáticas malignas e benignas pode ser um desafio, podendo atrasar o tratamento do cancro e submeter os doentes com doença benigna a uma cirurgia desnecessária. A EUS-FNA das massas pancreáticas continua a ser inconclusiva num subconjunto de doentes, tendo sido propostas várias outras abordagens inovadoras. A análise da perda de microssatélites e da mutação pontual *do k-ras* pode ser efectuada de forma fiável em amostras de EUS-FNA de massas pancreáticas e melhora a precisão do diagnóstico. Além disso, permite diferenciar com exatidão as massas pancreáticas malignas das benignas [309]. A análise da mutação *K-ras* pode ser útil em doentes com suspeita de adenocarcinoma ductal pancreático (PDAC), mas com resultados inconclusivos na EUS-FNA, tendo um estudo deste ano demonstrado que as mutações *k-ras* eram extremamente raras na inflamação pancreática e noutros tumores pancreáticos [310]. A pancreatite autoimune pode imitar o cancro pancreático, pelo que a deteção de mutações de ADN em material de EUS-FNA pode melhorar a discriminação entre pancreatite autoimune e cancro pancreático. Uma mutação *k-ras* em material de EUS/FNA de uma massa pancreática está associada a malignidade e pode ajudar a distinguir condições benignas como a pancreatite autoimune [311]. As mucinas (MUC) são expressas de forma aberrante em várias doenças malignas [108], tendo sido descritas alterações na glicosilação e expressão das mucinas no cancro. A MUC7 poderia servir como um potencial marcador biológico para identificar lesões malignas, especialmente o adenocarcinoma pancreático [307]. Uma outra abordagem consiste em utilizar a reparação por excisão de combinações erradas

(MMR), um sistema de reparação do ADN que elimina os pares de bases errados e desempenha um papel importante na manutenção da integridade genómica. A utilização de genes MMR para a diferenciação entre pancreatite crónica pseudotumoral e cancro pancreático, utilizando uma técnica de amostragem minimamente invasiva, pode ser uma técnica promissora [305]. Em conclusão, a análise de genes em grande escala tem sido amplamente proposta como um método poderoso para o diagnóstico de doenças malignas, mas também para prever o prognóstico, a invasão e as metástases através da identificação de biomarcadores. Estudos futuros esclarecerão o papel das técnicas baseadas em marcadores moleculares associadas à EUS-FNA.

Podemos concluir que a EUS-FNA é utilizada para adquirir tecido de diferentes estruturas tecidulares localizadas na vizinhança do trato gastrointestinal. O pâncreas e os gânglios linfáticos continuam a ser os órgãos mais frequentemente visados na EUS-FNA. Este procedimento minimamente invasivo tem uma excelente sensibilidade e especificidade para o diagnóstico de massas pancreáticas sólidas e gânglios linfáticos. No entanto, o valor preditivo negativo da EUS-FNA é relativamente baixo, especialmente para o diagnóstico de neoplasias pancreáticas. Há várias questões a ter em consideração para melhorar este facto: a presença de um citopatologista durante o procedimento ou a alternativa da telecitopatologia, a aplicação da imuno-histoquímica, a realização de várias técnicas de amostragem, incluindo a biópsia por aspiração com agulha fina (FNB), a curva de aprendizagem prolongada, *etc.* Apesar de a técnica EUS-FNA ter começado no início dos anos noventa, há muitos progressos notáveis que culminam atualmente com a descoberta e a realização da nCLE. Por último, mas não menos importante, a identificação e quantificação de potenciais marcadores moleculares do cancro do pâncreas em amostras celulares obtidas por EUS-FNA poderá ser uma abordagem promissora para o diagnóstico de massas pancreáticas sólidas.

## 6. Estadiamento do cancro do pâncreas

Um sistema de estadiamento é uma forma normalizada de os médicos resumirem o grau de propagação de um cancro. O principal sistema utilizado para o estadiamento dos cancros do pâncreas é o sistema TNM da American Joint Committee on Cancer (AJCC). O sistema TNM baseia-se em 3 informações fundamentais [312]:

- **T** descreve o tamanho do **tumor** principal (primário) e se este cresceu para fora do pâncreas e para órgãos próximos.
- **N** descreve a disseminação para os **gânglios** linfáticos próximos (regionais).
- **M** indica se o cancro **metastizou** (se espalhou) para outros órgãos do corpo. (Os locais mais comuns de disseminação do cancro do pâncreas são o fígado, os pulmões e o peritoneu - o espaço à volta dos órgãos digestivos). A seguir a T, N e M aparecem números ou letras que fornecem mais pormenores sobre cada um destes factores.

**Categorias T:**

**TX:** O tumor principal não pode ser avaliado.

**T0:** Sem evidência de um tumor primário.

**Tis:** Carcinoma in situ (o tumor está confinado às camadas superiores das células do ducto pancreático). (Muito poucos tumores pancreáticos são encontrados nesta fase).

**T1:** O cancro ainda está dentro do pâncreas e tem 2 centímetros (cm) ou menos de diâmetro.

**T2:** O cancro ainda está dentro do pâncreas, mas tem mais de 2 cm de diâmetro.

**T3:** O cancro cresceu fora do pâncreas para os tecidos circundantes, mas não para os principais vasos sanguíneos ou nervos.

**T4:** O cancro cresceu para além do pâncreas, atingindo grandes vasos sanguíneos ou nervos próximos.

**N categorias:**

**NX:** Os gânglios linfáticos próximos (regionais) não podem ser avaliados.

**N0:** O cancro não se espalhou para os gânglios linfáticos próximos.

**N1:** O cancro espalhou-se para os gânglios linfáticos próximos.

**Categorias M:**

**M0:** O cancro não se espalhou para gânglios linfáticos distantes (exceto os que se encontram perto do pâncreas) ou para órgãos distantes como o fígado, os pulmões, o cérebro, etc.

**M1:** O cancro espalhou-se para gânglios linfáticos ou órgãos distantes.

**Agrupamento dos estádios do cancro do pâncreas**

Uma vez determinadas as categorias T, N e M, esta informação é combinada para atribuir um estádio global de 0, I, II, III ou IV (por vezes seguido de uma letra). Este processo é designado por *agrupamento de estádios.*

**Estádio 0 (Tis, N0, M0):** O tumor está confinado às camadas superiores das células do ducto pancreático e não invadiu os tecidos mais profundos. Não se espalhou para fora do pâncreas. Estes tumores são por vezes referidos como *carcinoma pancreático in situ* ou *neoplasia intra-epitelial pancreática III* (Panln III).

**Estadio IA (T1, N0, M0):** O tumor está confinado ao pâncreas e tem 2 cm de diâmetro ou menos (T1). Não se espalhou para os gânglios linfáticos próximos (N0) ou para locais distantes (M0).

**Estádio IB (T2, N0, M0):** O tumor está confinado ao pâncreas e tem mais de 2 cm de diâmetro (T2). Não se espalhou para os gânglios linfáticos próximos (N0) ou para locais distantes (M0).

**Estádio IIA (T3, N0, M0):** O tumor está a crescer fora do pâncreas, mas não atinge os principais vasos sanguíneos ou nervos (T3). Não se espalhou para os gânglios linfáticos próximos (N0) ou para locais distantes (M0).

**Estádio IIB (T1-3, N1, M0):** O tumor está confinado ao pâncreas ou está a crescer fora do pâncreas, mas não atinge os principais vasos sanguíneos ou nervos (T1- T3). Espalhou-se para os gânglios linfáticos próximos (N1) mas não para locais distantes (M0).

**Estadio III (T4, Qualquer N, M0):** O tumor está a crescer fora do pâncreas para os principais vasos sanguíneos ou nervos próximos (T4). Pode ou não ter-se espalhado para os gânglios linfáticos próximos (Qualquer N). Não se espalhou para locais distantes (M0).

**Estádio IV (Qualquer T, Qualquer N, M1):** O cancro espalhou-se para locais distantes (M1).

**Outros factores de prognóstico**

Embora não façam formalmente parte do sistema TNM, outros factores também são importantes para determinar o prognóstico (perspetiva).

**Grau do tumor:** O *grau* do cancro (o aspeto anormal das células ao microscópio) é indicado numa escala de G1 a G3 (ou, por vezes, de G1 a G4), sendo os cancros G1 os que mais se assemelham a células normais e os que têm melhores perspectivas.

Os pormenores da classificação são um pouco diferentes para os cancros exócrinos e para as NET. No caso das NETs, uma parte importante da classificação é a medição do número de células que parecem estar a dividir-se. Isto pode ser determinado através da contagem de mitoses (células que começaram a dividir-se em duas novas células) ao microscópio ou através de um teste Ki-67 que reconhece as células que estão quase prontas a começar a dividir-se.

**Extensão da ressecção:** Para os doentes que são submetidos a cirurgia, outro fator importante é a *extensão da ressecção* - se todo o tumor é ou não removido:

- **R0:** Todo o tumor visível e microscópico foi removido.
- **R1:** Todo o tumor visível foi removido, mas as análises laboratoriais da amostra removida mostram que algumas pequenas áreas de cancro foram provavelmente deixadas para trás.
- **R2:** Não foi possível remover algum tumor visível.

**Cancro do pâncreas ressecável versus não ressecável**

Dependendo dos resultados imagiológicos, os doentes com adenocarcinoma do pâncreas são geralmente divididos em quatro grupos: (1) ressecável, (2) ressecável limítrofe, (3) localmente avançado (irressecável) e (4) metastático. Aos grupos ressecáveis e com ressecabilidade limítrofe pode ser oferecida a possibilidade de ressecção curativa; os grupos localmente avançados ou metastáticos são irressecáveis e, geralmente, é-lhes oferecida terapêutica médica. Este sistema de estadiamento depende principalmente da localização do tumor, da sua extensão para além do confinamento do pâncreas, do contacto ou da oclusão dos vasos adjacentes e da presença de doença metastática à distância [313].

## 7. Tratamento do cancro do pâncreas

### Terapia cirúrgica

***A ressecção cirúrgica é o único tratamento potencialmente curativo do cancro pancreático***. Infelizmente, devido à doença avançada na apresentação, ***apenas cerca de 15% a 20% dos doentes são candidatos a pancreatectomia*** [16]. ***A operação mais comum*** para o cancro do pâncreas é a ***pancreaticoduodenectomia (PD), ou ressecção de Whipple***, que remove principalmente a cabeça do pâncreas, tendo a primeira grande série de 41 doentes submetidos a esta intervenção cirúrgica sido relatada em 1941 [314]. O principal objetivo da operação é a remoção de toda a doença macroscópica e microscópica do pâncreas e dos gânglios linfáticos de drenagem, a chamada ressecção com margem negativa ou R0. O envolvimento tumoral da veia mesentérica superior (VMS) e da veia porta (VP), ou a extensão direta da doença ao eixo celíaco, à artéria mesentérica superior (AMS), à veia cava (VC) ou à aorta tem sido geralmente considerado uma contraindicação à ressecção, embora seja tecnicamente possível remover segmentos limitados destes vasos e voltar a ligar as duas extremidades. No entanto, a doença extrapancreática (ascite maligna ou metástases para o fígado, peritoneu ou gânglios linfáticos periaórticos) é uma contraindicação absoluta à ressecção [16, 17]. No passado, a DP estava associada a elevadas taxas de morbilidade e mortalidade, mas, atualmente, ***a taxa de mortalidade para a ressecção de Whipple é inferior a 2%*** em centros de cirurgia pancreática de grande volume, graças à melhoria da gestão perioperatória e ao reconhecimento e tratamento precoces da morbilidade pós-operatória [315, 316]. Apesar da melhoria significativa da mortalidade, ***a morbilidade permanece elevada (30-60%).*** A complicação mais grave continua a ser o desenvolvimento de uma ***fístula pancreática*** (FP), que pode ocorrer em 20% dos pacientes [315 - 317]. As sequelas das FPs incluem infecções do sítio cirúrgico no espaço profundo (SSIs) e sepse, que podem estar associadas a altas taxas de mortalidade. Foi determinado que ***a desnutrição*** é um fator de risco independente para a morbilidade e mortalidade em doentes submetidos a procedimentos cirúrgicos. Isto inclui o aumento da incidência de ISC superficiais e profundas, sépsis, cicatrização deficiente de feridas, falha no desmame do ventilador, pneumonia, insuficiência renal, eventos cardíacos e neurológicos, readmissão, duração do internamento e custos globais. Assim, a identificação precoce desta condição e a intervenção têm demonstrado reduzir a morbilidade, o tempo de internamento e os custos de admissão em doentes hospitalizados [315].

Os tumores ressecáveis ***no corpo ou na cauda*** do pâncreas requerem uma ***pancreatectomia distal e esplenectomia***. Esta intervenção pode preservar a cabeça do pâncreas, a vesícula biliar, o ducto biliar, o estômago e o duodeno, porque o tumor e a sua drenagem linfática não envolvem estas estruturas. As taxas de mortalidade e morbidade são menores do que após uma ressecção de Whipple. Infelizmente, devido à apresentação tardia dos sintomas, a maioria dos doentes com adenocarcinoma do corpo e cauda pancreáticos apresenta doença localmente avançada ou metástases à distância (ou ambas), o que impossibilita a ressecção [17]. Embora, nos centros especializados, as taxas de ressecabilidade (a fração de doentes operados que são efetivamente submetidos a ressecção) sejam de cerca de 80%, ***o prognóstico do cancro do pâncreas continua a ser mau,*** mesmo após uma cirurgia potencialmente curativa. ***As taxas de sobrevivência a cinco anos variam entre 10,5% e 25% e as sobrevivências medianas entre 10,5 e 20 meses***. O tamanho do tumor inferior a 3 cm, a ausência de metástases linfonodais, as margens de ressecção negativas, os tumores bem diferenciados e a perda de sangue intra-operatória inferior a 750 ml podem ser factores de previsão significativos de um melhor resultado [16, 17].

***Laparscopia e cirurgia robótica:*** A cirurgia minimamente invasiva é segura e será a escolha preferida no tratamento da doença pancreática maligna no futuro. Durante a última década, tem-se registado um interesse crescente na cirurgia pancreática minimamente invasiva. A utilização da laparoscopia tradicional tem vindo a aumentar nos últimos anos, especialmente a pancreatectomia distal. As vantagens desta cirurgia em relação à cirurgia aberta incluem incisões mais pequenas, menos infecções nas feridas, menos perdas de sangue e um menor tempo de internamento hospitalar, em resultado de uma taxa de recuperação mais rápida. O aumento do tempo operatório na cirurgia minimamente invasiva pode dever-se ao facto de haver uma curva de aprendizagem com cada procedimento, mas esta é compensada pela diminuição do custo do internamento pós-operatório [318]. A introdução do robot aumentou o interesse em muitos centros pela cirurgia pancreática minimamente invasiva, mesmo na realização de operações mais complicadas. As imagens tridimensionais melhoradas, a destreza acrescida, a melhor visualização e a ampliação aumentada, e a ergonomia melhorada associada à cirurgia robótica são algumas das razões mais importantes para o desenvolvimento da cirurgia pancreática robótica. Os resultados perioperatórios da DP robótica são semelhantes aos dos procedimentos abertos descritos na literatura. ***As taxas de***

***morbilidade e mortalidade variam de 60% a 0 e de 4% a 0, respetivamente.*** O robot oferece também a possibilidade de realizar uma operação minimamente invasiva de uma forma muito mais semelhante à cirurgia aberta tradicional do que a abordagem laparoscópica. As vantagens da cirurgia robótica, em comparação com a cirurgia aberta, parecem ser as tradicionais da cirurgia minimamente invasiva, ou seja, menor perda de sangue intra-operatória e menor tempo de internamento hospitalar. No entanto, sem uma forte evidência das vantagens oncológicas da cirurgia robótica e com resultados semelhantes a curto prazo, as vantagens cosméticas oferecidas por esta técnica parecem não ser suficientes para justificar uma utilização extensiva da mesma sem um custo/eficácia razoável para os doentes com cancro [319].

**Procedimentos paliativos**

Os doentes com doença irressecável necessitam de alguma forma de paliação para aliviar a iterícia, a obstrução duodenal ou a dor. Como a maioria dos doentes com cancro na cabeça do pâncreas tem iterícia na altura da operação, o procedimento mais comum é um bypass para aliviar a obstrução biliar. Uma anastomose entre a vesícula biliar e o jejuno (colecistojejunostomia) ou o ducto biliar comum (coledochojejunostomia) são ambas técnicas de bypass eficazes. As técnicas laparoscópicas para o bypass biliar e a gastrojejunostomia podem diminuir o custo e o desconforto da abordagem cirúrgica e permitir uma alta hospitalar mais rápida. Assim, o alívio da iterícia também pode ser conseguido através de stents biliares colocados por via percutânea ou endoscópica. Uma vez que estes procedimentos são geralmente bem tolerados e realizados em regime ambulatório, têm-se tornado cada vez mais populares no tratamento da obstrução biliar maligna. ***A colocação de stent endoscópico*** está associada a uma menor taxa de complicações relacionadas com o procedimento (colangite, perfuração, hemorragia e pancreatite pós-ERCP) e de mortalidade quando comparada com a cirurgia. Em mãos experientes, ***a drenagem biliar endoscópica tem*** taxas de ***sucesso favoráveis (80-90%) a curto prazo (< 90 dias)*** no cenário de obstrução do ducto biliar distal [320]. Parece razoável reservar a cirurgia para pacientes com bom estado de desempenho e tumores pequenos, que provavelmente sobreviverão mais do que a média, e colocar um stent em pacientes com tumores avançados que provavelmente não sobreviverão mais do que a patência normal do stent. Estão disponíveis dois tipos de stents biliares: stents de plástico e stents metálicos auto-expansíveis. Os stents de plástico são comparativamente mais baratos do que os stents metálicos e são facilmente removidos durante uma futura endoscopia ou cirurgia. Por outro lado, os stents metálicos auto-expansíveis (SEMS) têm um diâmetro maior do que os stents de plástico e, por isso, são menos susceptíveis de ocluir. Os stents de plástico são preferidos para utilização a curto prazo e necessitam de ser substituídos de três em três meses para evitar complicações decorrentes da oclusão do stent ou colangite. Os stents metálicos auto-expansíveis (Wallstent) têm melhores taxas de patência a longo prazo quando comparados com os stents de plástico e são preferidos para aplicação a longo prazo. Na prática clínica, os stents de plástico são preferidos para os doentes que são candidatos a cirurgia, enquanto os stents metálicos são utilizados para os doentes irressecáveis. Os objectivos da drenagem biliar no contexto de PDAC localmente avançado ou metastático são paliar a iterícia obstrutiva e a prurite associada e normalizar a bilirrubina sérica antes da quimioterapia sistémica. A drenagem biliar também melhora a anorexia, a indigestão e a qualidade de vida. A drenagem biliar pode ser, também, utilizada em um paciente que deverá ser submetido à cirurgia ressectiva, pois resolve a iterícia e permite a administração de quimioterapia neoadjuvante em dose plena [16, 17, 321].

O tratamento convencional da dor associada ao cancro do pâncreas inclui analgésicos opióides e não opióides, bem como anti-inflamatórios não esteróides, antidepressivos tricíclicos e agentes antineoplásicos. No entanto, a dor no cancro do pâncreas responde mal à terapêutica médica. A neurólise química percutânea ou cirúrgica com álcool é uma medida paliativa alternativa que pode ajudar a controlar a dor ou a diminuir o uso de narcóticos. ***A neurólise do plexo celíaco guiada por EUS*** com injeção de uma combinação de anestésico local (por exemplo, bupivacaína) e álcool altamente concentrado pode facilitar o controlo da dor com menos efeitos secundários do que os opiáceos. A utilização precoce da neurólise guiada por EUS está associada a menos dor até três meses depois, em comparação com o tratamento médico isolado, reduzindo também as necessidades de opiáceos [321]. Outras abordagens para o controlo da dor em tumores malignos do pâncreas localmente avançados ou metastáticos incluem a descompressão do ducto pancreático (endoscópica ou cirúrgica), radiação de feixe externo ou quimiorradiação [17].

A endoscopia constitui também uma oportunidade como veículo para administrar ***terapias locais***. Um exemplo atual é a utilização de marcadores dirigidos por via endoscópica para localizar a radioterapia (colocação de marcadores fiduciais em tumores pancreáticos guiada por EUS), a administração endoscópica de agentes quimioterapêuticos e imunológicos locais e a ablação de tumores através de terapia fotodinâmica e radiofrequência. A administração local do tratamento permite a administração de concentrações mais elevadas na lesão visada, minimizando simultaneamente os danos colaterais nos tecidos e os efeitos secundários sistémicos, em comparação com a quimioterapia sistémica [321].

Alguns doentes com cancro pancreático irressecável sofrem de má absorção de gorduras porque o tumor obstrui o ducto pancreático e quantidades insuficientes de enzimas pancreáticas entram no duodeno. Os princípios do tratamento requerem que cerca de 30 000-40 000 U de lipase sejam fornecidas em cada uma das quatro a cinco refeições distribuídas ao longo do dia [17].

**Quimioterapia e radioterapia**

**Quimiorradiação adjuvante**

Devido às elevadas taxas de metástases e recidivas locais de até 80%-85% após a ressecção do tumor, a cirurgia por si só é inadequada como única opção terapêutica no cancro pancreático ressecável. As principais abordagens adjuvantes incluem: quimioterapia sistémica, quimiorradiação à base de fluorouracil e quimiorradiação mais quimioterapia [322]. A quimiorradiação consiste em 40 Gy de radiação de feixe externo com bolus simultâneo de 5-fluorouracil (5-FU) como radiossensibilizador [16]. Ensaios aleatórios de fase III que estudam o papel da quimioterapia (5-fluorouracil) e da quimiorradiação no contexto adjuvante sugerem que ***a terapia adjuvante pós-operatória melhora a sobrevivência*** em doentes com adenocarcinoma ressecado. ***Infelizmente, a sobrevivência média é inferior a 2 anos*** e a sobrevivência a longo prazo é inferior a 20% na maioria dos ensaios de fase III. Utilizando 5-FU, não foi encontrada qualquer diferença na sobrevivência global mediana entre o grupo de CRT e o grupo de observação [323]. Um relatório recente sobre o resultado a longo prazo dos doentes deste ensaio reafirmou que não houve diferença na sobrevivência global (OS) [324]. No entanto, registou-se uma melhoria significativa da sobrevivência com o tratamento à base de gemcitabina nos doentes com tumores da cabeça do pâncreas [325]. Foi registada uma sobrevivência livre de doença (DFS) e uma OS significativamente mais longa nos doentes que receberam gemcitabina em comparação com a observação [326]. Até à data, a utilização da quimiorradioterapia adjuvante continua a ser uma questão de debate. Embora seja o padrão de tratamento nos Estados Unidos, esta estratégia adjuvante não é recomendada na Europa como padrão de tratamento.

A quimioterapia sistémica adjuvante aumenta a sobrevivência aos 5 anos de 9%-

12% com a ressecção isolada para 21%-29% e 23% com 5-FU e ácido folínico ou gemcitabina, respetivamente [326]. A quimioterapia adjuvante reduziu a mortalidade após a ressecção de PDAC em cerca de um terço e prolongou a sobrevivência global com um melhor perfil de toxicidade [322, 327].

**Terapia neoadjuvante para doença localmente avançada**

O tratamento neoadjuvante destina-se, por definição, a ser administrado a doentes com doença ressecável. No entanto, os doentes com doença limítrofe ressecável e localmente avançada têm sido frequentemente incluídos em ensaios neoadjuvantes. ***A terapia neoadjuvante em pacientes com doença localmente avançada pode reduzir o estágio do tumor e permitir a ressecção com margens cirúrgicas limpas***. Embora os doentes com PDAC limítrofe ressecável ainda tenham a opção de serem submetidos a ressecção, os doentes com cancro do pâncreas localmente avançado no sentido mais estrito não têm a opção de cirurgia inicial. Neste caso, a quimioterapia neoadjuvante pretende ser uma terapia de indução para reduzir o estádio da doença, permitindo a possibilidade de ressecção em caso de redução do tumor [322]. As estratégias neoadjuvantes no cancro do pâncreas limítrofe ressecável ou localmente avançado podem melhorar os resultados e há uma tendência emergente e recente para uma abordagem neoadjuvante no cancro do pâncreas potencialmente ressecável. Apesar das vantagens teóricas que potencialmente oferece, não existem atualmente provas que sustentem a utilização clínica de rotina da terapêutica neoadjuvante no cancro do pâncreas ressecável fora de um ensaio clínico. Por conseguinte, ***a terapêutica neoadjuvante não tem sido amplamente utilizada e deve ainda ser considerada experimental*** [17].

***Quimioterapia para doença metastática***

Os doentes que apresentam doença em estádio IV, bem como os que desenvolvem metástases à distância após tentativa de ressecção curativa, são candidatos a quimioterapia, que nunca é curativa nesta situação, e o seu benefício paliativo deve ser contrabalançado com os seus potenciais efeitos secundários tóxicos [16]. Apenas dois agentes de quimioterapia foram associados a

sobrevivências superiores a cinco meses no cancro do pâncreas: ***5-fluorouracil*** e ***gemcitabina***.

***A monoterapia com 5-fluorouracil*** foi a base do tratamento do adenocarcinoma pancreático desde a década de 1950, apesar de uma fraca taxa de resposta objetiva

(0% a 10%) e de uma sobrevivência média inferior a 6 meses. ***A gemcitabina,*** um análogo da desoxicitidina que se pensa interferir com a síntese e reparação do ADN, foi o primeiro medicamento quimioterapêutico ***que demonstrou ser superior ao 5-FU em termos de aumento da sobrevivência global*** [328]. A sobrevivência global dos doentes tratados com gemcitabina melhorou significativamente em comparação com os doentes tratados com 5-FU (sobrevivência média de 5,7 vs 4,4 meses, respetivamente. As taxas de sobrevivência a um ano foram de 18% para os doentes tratados com gemcitabina vs 2% para os doentes tratados com 5- FU. A resposta com benefício clínico foi registada em 24% dos doentes tratados com gemcitabina, em comparação com apenas 5% dos doentes tratados com 5-FU [17, 329]. A Food and Drug Administration (FDA) baseou a sua aprovação da monoterapia com gemcitabina como tratamento de primeira linha para o cancro pancreático avançado principalmente neste benefício clínico [328].

***Terapias de combinação à base de gemcitabina.*** Numa tentativa de melhorar as taxas de resposta e a sobrevivência, foram desenvolvidos vários regimes de quimioterapia de combinação à base de gemcitabina. Nestes protocolos, a gemcitabina foi associada a capecitabina, cisplatina, fluorouracil, irinotecano, oxaliplatina, pemetrexedo ou exatecano. O regime de combinação de gemcitabina com capecitabina (GEMCAP) é recomendado nas diretrizes da National Comprehensive Cancer Network (NCCN) como uma opção razoável para os doentes com cancro pancreático metastático que apresentam um bom estado de desempenho, tendo os doentes tratados com GEMCAP revelado uma tendência para uma melhoria da sobrevivência global em comparação com os doentes tratados apenas com GEM (7,1 *versus* 6,2 meses) e uma melhoria estatisticamente significativa das taxas de sobrevivência global sem progressão aos 12 meses (13,9% *versus* 8,4%) [330]. Uma meta-análise recente revelou um benefício de sobrevivência clinicamente significativo em doentes que receberam gemcitabina mais um análogo da platina em comparação com a gemcitabina isolada [331]. Os doentes com cancro pancreático familiar ou com mutações BRCA podem ser particularmente sensíveis a um regime à base de cisplatina. Recentemente, foi demonstrado que as terapias combinadas com ***FOLFIRINOX*** (5-FU, leucovorina, irinotecano, oxaliplatina) ou ***gemcitabina mais nab-paclitaxel*** aumentam significativamente a sobrevivência global mediana e as taxas de resposta do tumor na doença metastática [322]. Os doentes tratados com FOLFIRINOX tiveram uma mOS significativamente melhorada de 11,1 meses em comparação com 6,8 meses no braço da gemcitabina, bem como uma PFS melhorada de 6,4 meses em comparação com 3,3 meses, sendo considerado um dos regimes de primeira linha para doentes com cancro pancreático metastático e bom estado de desempenho [332, 333]. *O* nab-paclitaxel é o tratamento de primeira linha mais recentemente aprovado para o cancro pancreático metastático em combinação com gemcitabina. Um ensaio de fase I/II de gemcitabina mais *nab-paclitaxel* demonstrou uma atividade antitumoral substancial, com um mOS de 12,2 meses e 48% de doentes vivos um ano após o ensaio [334].

Os fracos resultados da quimioterapia convencional levaram ao ***desenvolvimento contínuo de novos agentes contra o cancro pancreático***. Ao contrário da ação não selectiva dos actuais fármacos citotóxicos, estes novos agentes foram concebidos para atacar vias celulares específicas envolvidas na progressão do tumor. Os exemplos incluem ***os inibidores da farnesiltransferase*** (tipifarnib), ***do recetor do fator de crescimento epidérmico*** (erlotinib, nimotuzumab), ***do fator de crescimento endotelial vascular*** (bevacizumab), ***do recetor do fator de crescimento semelhante à insulina-1*** (ganitumab, dalotuzumab) e ***das metaloproteinases da matriz***, que apresentam resultados impressionantes em estudos in vitro e em animais, mas, até à data, a eficácia em ensaios em seres humanos tem sido mais difícil de demonstrar [16, 328].

**Conclusões.**

O cancro do pâncreas continua a ser um dos tipos de cancro mais mortais. É a quarta principal causa de morte por cancro nos Estados Unidos, depois do cancro do pulmão, da mama ou da próstata e do cancro colorrectal, morrendo anualmente cerca de 200 000 homens e mulheres deste tipo de cancro em todo o mundo [6, 7].

O pâncreas está localizado no retroperitoneu, onde o crescimento inicial do cancro é silencioso; por isso, os sintomas são normalmente um sinal de doença avançada. Assim, o mau prognóstico é causado, principalmente, pelo estádio avançado quando descoberto, mais de 80% dos doentes apresentam doença localmente avançada ou metastática, o que impossibilita a cirurgia, o único tratamento curativo. No entanto, o prognóstico permanece reservado mesmo nos doentes operados (15 a 20% dos casos).

A imagiologia assumiu um papel central e decisivo no estadiamento e avaliação do cancro pancreático, estando envolvida em todos os aspectos da gestão clínica do adenocarcinoma pancreático. A ultrassonografia endoscópica com ou sem aspiração por agulha fina tornou-se a principal técnica de avaliação das doenças pancreatobiliares e provou ter um rendimento diagnóstico superior ao da ultrassonografia transabdominal, da tomografia computorizada, da ressonância magnética e da tomografia por emissão de positrões no reconhecimento de tumores pancreáticos precoces.

Embora se tenham verificado progressos tecnológicos notáveis no sentido de melhorar o diagnóstico do cancro do pâncreas nas últimas décadas, a taxa de sobrevivência aos 5 anos permanece praticamente inalterada, aumentando apenas de 3,0% em 1975 para 5,4% em 2005. As taxas de sobrevivência a 1 ano e a 5 anos, para todos os estádios combinados, a nível mundial, são de 25% e 5%, respetivamente [9]. Assim, a necessidade de descoberta de novos métodos de diagnóstico e terapêuticos é essencial.

## Referências

1. Raimondi S, Maisonneuve P, Lowenfels AB. Epidemiologia do cancro do pâncreas: uma visão geral. Nat Rev Gastroenterol Hepatol 2009;6:699-708.
2. Yadav D, Lowenfels AB. A Epidemiologia da Pancreatite e do Cancro do Pâncreas Gastroenterologia 2013;144:1252-1261.
3. Ries LA, Eisner MP, Kosary CL, et al. Revisão das estatísticas do cancro do SEER, 1973-1996. Instituto Nacional do Cancro, Bethesda, MD 2000.
4. Ferlay J, Soerjomataram I, Ervik M, et al. GLOBOCAN 2012 v1.0, Cancer Incidence and Mortality Worldwide: IARC CancerBase No. 11 [Internet]. Lyon, França: Agência Internacional de Investigação do Cancro; 2013. Disponível em: http://globocan.iarc.fr, acedido em dezembro de 2013.
5. Hariharan D, Saied A, Kocher HM. Análise das taxas de mortalidade por cancro do pâncreas em todo o mundo. HPB (Oxford) 2008; 10:58.
6. Siegel RL, Miller KD, Jemal A. Estatísticas do cancro, 2015. CA Cancer J Clin 2015; 65:5.
7. Lowenfels AB, Maisonneuve P. Epidemiology and prevention of pancreatic cancer (Epidemiologia e prevenção do cancro do pâncreas). Jpn J Clin Oncol 2004;34:238.
8. Humphris JL, Johns AL, Si mpson SH, et al. Iniciativa australiana para o genoma do cancro do pâncreas. Clinical and pathologic features of familial pancreatic cancer (Caraterísticas clínicas e patológicas do cancro do pâncreas familiar). Cancer. 2014 Dez 1;120(23): 3669 - 75.
9. Siegel R, Naishadham D, Jemal A. Estatísticas do cancro, 2013. CA Cancer J Clin. 2013;63(1): 11-30
10. Rede Nacional de Informação sobre o Cancro (NCIN). One, Five and Ten Year Cancer Prevalence (Prevalência do cancro num, cinco e dez anos). Londres, NCIN; 2010.
11. IARC. Fumo do tabaco e tabagismo involuntário. Lyon, França. 2004; 83:1187.
12. Wittel UA, Momi N, Seifert G, et al. The pathobiological impact of cigarette smoke on pancreatic cancer development (review). Int J Oncol. 2012 Jul;41(1):5-14.
13. Zhou J, Wellenius GA, Michaud DS. Environmental tobacco smoke and the risk of pancreatic cancer among non-smokers: a meta-analysis. Occup Environ Med. 2012 Dec;69(12):853-7.

14. Brand RE, Greer JB, Zolotarevsky E, Brand R, et al. Os doentes com cancro do pâncreas que fumam e bebem são diagnosticados em idades mais jovens. Clin Gastroenterol Hepatol. 2009 Sep;7(9):1007-12.
15. Edderkaoui M, Thrower E. Smoking and Pancreatic Disease (Fumar e Doença Pancreática). J Cancer Ther. 2013 Nov 1;4(10A):34-40.
16. Jimenez RE, Fernandez-Del Castillo C Tumors of the Pancreas Sleisenger and Fordtran's gastrointestinal and liver disease, Ninth edition 2010: pathophysiology/diagnosis/management 1017-1024
17. Farrell JJ, Reber HA Nonendocrine tumors of the pancreas Textbook of Gastroenterology, Fifth Edition 2009 (Tumores não endócrinos do pâncreas): 1853-1854
18. Pericleous M, Rossi RE, Mandair D, Whyand T, Caplin ME. Nutrição e cancro do pâncreas. Anticancer Res. 2014 Jan;34(1):9-21.
19. Larsson SC and Wolk A: Red and processed meat consumption and risk of pancreatic cancer: Meta-análise de estudos prospectivos. Br J Cancer 106: 603-607.
20. Rohrmann S, Linseisen J, Becker N, et al. European Prospective Investigation into C and Nutrition: Cooking of meat and fish in Europe - results from the European Prospective Investigation into Cancer and Nutrition (EPIC). Eur J Clin Nutr 56: 1216- 1230, 2002.
21. Talamini R, Polesel J, Gallus S et al. Tabagismo, consumo de álcool e risco de cancro do pâncreas: Um estudo de caso-controlo em Itália. *Revista Europeia do Cancro 46: 370-376, 2010.*
22. Liu SZ, Chen WQ, Wang N et al. Factores de risco e risco de cancro do pâncreas: um estudo de caso-controlo multicêntrico na China. Asian Pac Cancer Prev.2014; 15(18):7947-50.
23. Jansen RJ, Robinson DP, Stolzenberg-Solomon RZ et al. O consumo de frutas e vegetais está inversamente associado ao cancro do pâncreas. Cancer Causes Control 2011 Dec;22(12):1613-25.
24. Jacobs DR Jr., Marquart L, Slavin J e Kushi LH: Wholegrain intake and cancer: an expanded review and meta-analysis. Nutr Cancer 30: 85-96, 1998.
25. Bae J, Lee E, Guyatt G (2009). Consumo de citrinos e risco de cancro do pâncreas: uma revisão sistemática quantitativa. Pancreas, 38, 168-74.
26. Araujo JR, Goncalves P e Martel F: Efeito quimiopreventivo dos polifenóis da dieta em linhas celulares de cancro colorrectal. Nutr Res 31: 77-87, 2011.

27. Michaud DS, Giovannucci E, Willett WC, et al. Physical activity, obesity, height, and the risk of pancreatic cancer (Atividade física, obesidade, altura e risco de cancro do pâncreas). JAMA 2001;286: 921.
28. Larsson SC, Orsini N, Wolk A. Body mass index and pancreatic cancer risk (Índice de massa corporal e risco de cancro do pâncreas): Uma meta-análise de estudos prospectivos. Int J Cancer 2007; 120: 19931998
29. Becker AE, Hernandez YG, Frucht H, Lucas AL. Pancreatic ductal adenocarcinoma: risk factors, screening and early detection (Adenocarcinoma ductal pancreático: factores de risco, rastreio e deteção precoce). Word J Gastroenterol. 2014 Aug 28;20(32):11182-98.
30. Greer JB, Whitcomb DC, Brand RE (2007) Genetic predisposition to pancreatic cancer: a brief review. Am J. Gastroenterol 2007 Nov;102(11):2564-9.
31. Lal G, Liu G, Schmocker B et al. Inherited predisposition to pancreatic adenocarcinoma: role of family history and germ-line p16, BRCA1, and BRCA2 mutations. Cancer Res 2000;60: 409-16.
32. Everhart J, Wright D. Diabetes mellitus as a risk fator for pancreatic cancer. Uma meta-análise. JAMA 1995;273:1605.
33. Chari ST, Leibson CL, Rabe KG, et al. Probabilidade de cancro do pâncreas após diabetes: um estudo de base populacional. Gastroenterology 2005;129:504.
34. Li D, Yeung SC, Hassan MM, et al. Antidiabetic therapies affect risk of pancreatic cancer. Gastroenterology 2009;137:482-488.
35. Howes N, Lerch MM, Greenhalf W, et al. Caraterísticas clínicas e genéticas da pancreatite hereditária na Europa. Clin Gastroenterol Hepatol 2004;2:252.
36. Chow WH, Johansen C, Gridley G et al. Cholecystectomy and risk of cancers of the liver, biliary tract and pancreas. Br J Cancer 1999;79:640-4.
37. Tascilar M, van Rees BP, Sturm PD et al. Cancro do pâncreas após cirurgia remota de úlcera péptica. J Clin Pathol 2002;55:340-5.
38. Lin G, Zeng Z, Wang X et al. Cholecystectomy and risk of pancreatic cancer: a meta-analysis of observational studies (colecistectomia e risco de cancro do pâncreas: uma meta-análise de estudos observacionais). Cancer Causes Control 2012; 23: 59-67
39. Gong Y, Zhou Q, Zhou Y, Lin Q, Zeng B, Chen R, Li Z. Gastrectomia e risco de cancro do pâncreas: revisão sistemática e meta-análise de estudos

observacionais. Cancer Causes Control 2012; 23: 1279-1288.

40. Trikudanathan G, Philip A, Dasanu CA, Baker WL. Associação entre a infeção por Helicobacter pylori e o cancro do pâncreas. Uma meta-análise cumulativa. JOP 2011; 12: 26-31.

41. Hassan MM, Li D, El-Deeb AS et al. Association between hepatitis B virus and pancreatic cancer (Associação entre o vírus da hepatite B e o cancro do pâncreas). J Clin Oncol 2008; 26: 4557-4562.

42. Hamilton SR, Aaltonen LA. Classificação de Tumores da Organização Mundial de Saúde. Pathology and Genetics of Tumours of the Digestive System (Patologia e Genética dos Tumores do Sistema Digestivo). Lyon, França: IARC Press; 2000.

43. Hruban RH, Maitra A, Kern SE, Goggins M. Precursores do cancro pancreático. Gastroenterol Clin North Am 2007; 36: 831-49.

44. Hruban RH, Klimstra DS. Adenocarcinoma do pâncreas. Semin Diagn Pathol. 2014 novembro ; 31(6): 443-451.

45. Scarlett CJ, Salisbury EL, Biankin AV, Kench J. Lesões precursoras no cancro pancreático: patologia morfológica e molecular. Patologia 2011; 43: 183-200.

46. Brune K, Abe T, Canto M, et al. Lesões precursoras neoplásicas multifocais associadas à atrofia lobular do pâncreas em pacientes com uma forte história familiar de cancro do pâncreas. Am J Surg Pathol 2006; 30: 10671076.

47. Laffan TA, Horton KM, Klein AP et al. Prevalência de quistos pancreáticos insuspeitos na TCMD. AJR Am J Roentgenol 2008; 191: 802-807.

48. Vincent A, Herman J, Schulick R, Hruban RH, Goggins M. Pancreatic cancer. Lancet 2011; 378: 607-620.

49. Valsangkar NP, Morales-Oyarvide V, Thayer SP et al. 851 tumores císticos do pâncreas ressecados: uma experiência de 33 anos no Hospital Geral de Massachusetts. Surgery 2012; 152: S4-12.

50. Hruban RH, Wilentz RE. O pâncreas. In: Kumar V, Abbas AK, Fausto N, editores. Robbins and Cotran pathologic basis of disease. 7ª ed. Philadelphia: Elsevier; 2005.

51. Di Giuseppe JA, Hruban RH, Goodman SN, et al. Overexpression of p53 protein in adenocarcinoma of the pancreas. Am J Clin Pathol 1994;101:684.

52. Apple SK, Hecht JR, Lewin DN, et al. Immunohistochemical evaluation of K-ras, p53, and HER-2/neu expression in hyperplastic, dysplastic, and carcinomatous lesions of the pancreas: evidence for multistep carcinogenesis.

Hum Pathol 1999;30:123.

53. Hahn SA, Schutte M, Hoque AT, et al. DPC4, um gene candidato a supressor de tumores no cromossoma humano 18q21.1. Science 1996; 271:350.
54. Chu GC, Kimmelman AC, Hezel AF, DePinho RA. Stromal biology of pancreatic cancer. J Cell Biochem 2007;101:887.
55. Costache MI, Ioana M, Iordache S, Ene D, Costache CA, Saftoiu A. VEGF expression in pancreatic cancer and other malignancies: a review of the literature. Rom J Intern Med. 2015, 53, 3, 199-208.
56. Hoeben A, Landuyt B, Highley MS, Wildiers H, Van Oosterom AT, De Bruijn EA. Vascular endothelial growth fator and angiogenesis. Pharmacol Rev. 2004;56(4):549-580.
57. Crivellato E. O papel dos factores de crescimento angiogénico na organogénese. Int J Dev Biol. 2011;55(4-5):365-75.
58. Gerhardt H. (2008). VEGF e orientação endotelial no brotamento angiogénico. Organogénese 4: 241-246.
59. Takahashi H, Shibuya M. O sistema de receptores do fator de crescimento endotelial vascular (VEGF)/VEGF e o seu papel em condições fisiológicas e patológicas. Clin Sci (lond). 2005 Sep;109(3):227-241.
60. Tischer E, Gospodarowicz D, Mitchell R et al. Vascular endothelial growth fator: a new member of the platelet-derived growth fator gene family. Biochem Biophys Res Commun. 1989 Dec 29;165(3):1198-1206.
61. Tammela T, Enholm B, Alitalo K, Paavonen K. (2005). The biology of vascular endothelial growth factors. Cardiovas Res 65: 550-563.
62. Delghanian F, Hojati Z, Kay M. New Insights Into VEGF-A Alternative Splicing: Key Regulatory Switching In Pathological Process. Avicenna J Med Biotechnol. 2014 Oct;6(4):192-199.
63. Giacca M. Non-redundant functions of the protein isoforms arising from alternative splicing of the VEGF-A pre-mRNA. Transcrição 2010;1(3):149-153.
64. Neufeld G, Cohen T, Gengrinovitch S, e Poltorak Z (1999) Vascular endothelial growth fator (VEGF) and its receptors. FASEB J 13:9-22.
65. Poltorak Z, Cohen T, Sivan R, Kandelis Y, Spira G, Vlodavsky I, Keshet E, e Neufeld G (1997) VEGF145, uma isoforma do fator de crescimento endotelial vascular segregado que se liga à matriz extracelular. J Biol Chem 272:71517158.

66. Kajdaniuk D, Marek B, Borgiel-Marek H, Kos-Kudla B. Fator de crescimento endotelial vascular (VEGF) parte 1: em fisiologia e fisiopatologia. Endokrynol Pol 2011;62(5):444-455.
67. Olofsson, B., Jeltsch, M., Eriksson, U. e Alitalo, K. (1999) Current biology of VEGF-B and VEGF-C. Curr. Opin. Biotechnol. 10, 528-535
68. Ortega N, Hutchings H, e Plouet J (1999) Signal relays in the VEGF system. Front Biosci 4:D141-D152.
69. Waltenberger J, Claesson-Welsh L, Siegbahn A, Shibuya M, e Heldin CH (1994) Different signal transduction properties of KDR and Flt1, two receptors for vascular endothelial growth fator. J Biol Chem 269:2698826995.
70. Nagy, J. A., Vasile, E., Feng, D. et al. (2002) O fator de permeabilidade vascular/fator de crescimento endotelial vascular induz a linfangiogénese, bem como a angiogénese. J. Exp. Med. 196, 1497-1506
71. Achen MG, Jeltsch M, Kukk E et al. (1998) O fator de crescimento endotelial vascular D (VEGF-D) é um ligando para as tirosina-quinases VEGF recetor 2 (Flk1) e VEGF recetor 3 (Flt4). Proc Natl Acad Sci USA 95:548-553
72. Zarkada G, Heinolainen K, Makinen T, Kubota Y, Alitalo K. VEGFR3 não sustenta a angiogénese da retina sem VEGFR2. Proc Natl Acad Sci U S A. 2015 Jan 20;112(3):761-6.
73. Fukumura, D., Xavier, R., Sugiura, T. et al. (1998) Tumor induction of VEGF promoter activity in stromal cells. Cell 94, 715-725.
74. Zang J, Li C, Zhao LN, Shi M, Zhou YC, Wang JH, Li X. Valor prognóstico do fator de crescimento endotelial vascular em doentes com cancro da cabeça e do pescoço: A meta-analysis. Head Neck. 2013 Oct;35(10):1507-14.
75. Andisheh-Tadbir A, Hamzavi M, Rezvani G, Ashraf MJ, Fattahi MJ, Khademi B, Kamali F. Expressão tecidual, níveis séricos e salivares do fator de crescimento endotelial vascular em pacientes com CECP. Braz J Otorhinolaryngol. 2014 Nov-Dez;80(6):503-7.
76. Luo H, Li J, Yang T, Wang J. Expressão e significado de VEGF-C e VEGF-D no carcinoma diferenciado da tiroide. Lin Chung Er Bi Yan Hou Tou Jing Wai Ke Za Zhi. 2009 Jun;23(12):531-4.
77. Liu SG, Yuan SH, Wu HY, Liu J, Huang CS. A pesquisa clínica de VEGF sérico, TGF-01 e endostatina em câncer de pulmão de células não pequenas. Cell Biochem Biophys. 2014 Dec 30. [Epub ahead of print]
78. Fu ZZ, Sun XD, Li P, Zhang Z, Li GZ, Gu T, Shao SS. Relação entre o nível

sérico de VEGF e a radiossensibilidade de pacientes com cancro do pulmão de células não pequenas entre os asiáticos: uma meta-análise. DNA Cell Biol. 2014 Jul;33(7):426-37.

79. Liu G, Xu S, Jiao F, Ren T, Li Q. O fator de crescimento endotelial vascular B coordena a metástase do câncer de pulmão de células não pequenas. Tumour Biol. 2014 Nov 26.

80. Jiang H, Shao W, Zhao W. VEGF-C in non-small cell lung cancer: metaanalysis. Clin Chim Ata. 2014 Jan 1;427:94-9.

81. Srabovic N, Mujagic Z, Mujanovic-Mustedanagic J et al. Vascular expressão do recetor-1 do fator de crescimento endotelial no cancro da mama e sua correlação com o fator de crescimento endotelial vascular a.Int J Cancro da Mama. 2013;2013:746749.

82. Zhang F, Li C, Liu H, Wang Y, Chen Y, Wu X. A análise proteómica funcional de células de cancro do ovário epitelial humano tratadas com VEGF. Tumour Biol. 2014 Dec;35(12):12379-87.

83. Wang H, Huang X, Zhang J, Shao N, Chen LO, Ma D, Ji C. A expressão de VEGF e moléculas da via DII4/Notch no cancro do ovário, Clin Chim Ata. 2014 Sep 25;436S243-8.

84. Wimberger P, Chebouti I, Kasimir-Bauer S et al. Explorative investigation of vascular endothelial growth fator recetor expression in primary ovarian cancer and its clinical relevance. Gynecol Oncol. 2014 Jun;133(3):467-72.

85. Mandic A, Usaj Knezevic S, Kapicl Ivkovic T. Tissue expression of VEGF in cervical intraepithelial neoplasia and cervical cancer. J BUON. 2014 Oct-Dec;19(4):958-64.

86. DeMei M, XiangXin L, YongPing X et al. A expressão do fator de crescimento endotelial vascular C está estreitamente correlacionada com a recorrência de nódulos linfáticos e o mau prognóstico em doentes com cancro do colo do útero em fase inicial. J Int Med Res. 2013 Oct;41(5):1541-9.

87. Wang J, Taylor A, Showeil R, et al. Expression profiling and significance of VEGF-A, VEGFR2, VEGFR3 and related proteins in endometrial carcinoma. Cytokine. 2014 Aug;68(2):94-100.

88. Zhuang Y, Wei M. Impacto da expressão do fator de crescimento endotelial vascular na sobrevivência global em doentes com osteossarcoma: uma meta-análise. Tumour Biol. 2014 Mar;35(3):1745-9.

89. Yu XW, Wu TY, Yi X, Ren WP, Zhou ZB, Sun YQ, Zhang CQ. Significado

prognóstico da expressão de VEGF no osteossarcoma: uma meta-análise. Tumour Biol. 2014 Jan;35(1):155-60.

90. Woollard DJ, Opeskin K, Coso S, Wu D, Baldwin ME, Williams ED. Expressão diferencial dos ligandos e receptores do VEGF no cancro da próstata. Prostate. 2013 May;73(6):563-72.
91. Kopparapu PK, Boorjian SA, Robinson BD, Downes M, Gudas LJ, Mongan NP, Persson JL. A expressão do VEGF e dos seus receptores VEGFR1/VEGFR2 está associada à invasividade do cancro da bexiga. Anticancer Res. 2013 Jun;33(6):2381-90.
92. Sui L, Liu K, Shen W, Zhang L. Relações entre a expressão da proteína VEGF e as caraterísticas patológicas do linfoma difuso de grandes células B: uma meta-análise. Tumour Biol. 2014 Sep;35(9):9085-93.
93. Kinoshita S, Kase S, Ando R et el. Expressão do fator de crescimento endotelial vascular no linfoma anexial ocular humano. Invest Ophthalmol Vis Sci. 2014 May 13;55(6):3461-7.
94. Zhang YH, Diao L, Yang Q, Duo J, Liu YX, Liu SX, Yao X. Expressão de VEGFR-2 e VEGFR-3 no carcinoma papilar de células renais e sua relação com o prognóstico. Zhonghua Zhong Liu Za Zhi. 2010 Oct;32(10):752-6
95. Zhao SF, Yang XD, Lu MX, Sun GW, Wang YX, Zhang YK, Pu YM, TangEY . Significado do prognóstico da expressão imunohistoquímica do VEGF no cancro oral: uma meta-análise da literatura. Tumour Biol. 2013 Oct;34(5):3165-71.
96. Yanase M, Kato K, Yoshizawa K, Noguchi N, Kitahara H, Nakamura H. Prognostic value of vascular endothelial growth factors A and C in oral squamous cell carcinoma. J Oral Pathol Med. 2014 Aug;43(7): 514-20.
97. Aggarwal S, Devaraja K, Sharma SC, Das SN. Expressão do fator de crescimento endotelial vascular (VEGF) em doentes com carcinoma espinocelular oral e seu significado clínico. Clin Chim Ata. 2014 Sep 25;436:35-40.
98. Li JD, Liang RY, Zhao YP, Xu YL. Análise de correlação da expressão de VEGF e PTEN no carcinoma gengival. Shanghai Kou Qiang Yi Xue. 2014 Oct;23(5):619-23.
99. Omoto I, Matsumoto M, Okumura H et al. Expressão do fator de crescimento endotelial vascular-C e do recetor-3 do fator de crescimento endotelial vascular

no carcinoma de células escamosas do esófago. Oncol Lett. 2014 Apr;7(4):1027-1032.

100. Yang Z, Wang YG, Su K. VEGF-C and VEGF-D Expression and its Correlation with Lymph Node Metastasis in Esophageal Squamous CellCancer Tissue. Asian Pac J Cancer Prev. 2015;16(1):271-4.

101. Su CM, Su YH, Chiu CF et al. O fator de crescimento endotelial vascular C regula positivamente a cortactina e promove a metástase do carcinoma de células escamosas do esófago. Ann Surg Oncol. 2014 Dec;21 Suppl 4:S767-75.

102. Xu XL, Ling ZQ, Chen W, Xu YP, Mao WM. A sobre-expressão do VEGF no cancro do esófago está associada a um estádio TMN mais avançado: uma meta-análise. Cancer Biomark. 2013;13(2):105-13.

103. Hou X, Wei JC, Fu JH, Wang X, Luo RZ, He JH, Zhang LJ, Lin P, Yang HX. O Fator de Crescimento Endotelial Vascular é um Preditor Útil de Metástases Distantes Pós-operatórias e Prognóstico de Sobrevivência no Carcinoma de Células Escamosas do Esófago. Ann Surg Oncol. 2015 Oct;22(11):3666-73.

104. Wang L, Li HG, Wen JM, Peng TS, Zeng H, Wang LY. Expressão de CD44v3, eritropoietina e VEGF-C em adenocarcinomas gástricos: correlações com caraterísticas clinicopatológicas. Tumori. 2014 May- Jun;100(3):321-7.

105. Cao W, Fan R, Yang W, Wu Y. A expressão de VEGF-C está associada à fraca sobrevivência no tecido do cancro gástrico. Tumour Biol. 2014 Abr;35(4):3377- 83.

106. Peng L, Zhan P, Zhou Y et al. Significado prognóstico da expressão imunohistoquímica do fator de crescimento endotelial vascular no cancro gástrico: uma meta-análise. Mol Biol Rep. 2012 Oct;39(10):9473-84.

107. Ji YN, Wang Q, Li Y, Wang Z. Valor prognóstico da expressão do fator de crescimento endotelial vascular A no cancro gástrico: uma meta-análise. Tumour Biol. 2014 Mar;35(3):2787-93.

108. Wang Y, Gao J, Li Z, et al. Valor diagnóstico do perfil de expressão das mucinas (MUC1, MUC2 e MUC5AC) em amostras de aspiração com agulha fina do pâncreas guiadas por ultra-sons endoscópicos. Int J Cancer 2007; 121: 271622.

109. Bestas R, Kaplan MA, I§ikdogan A. The correlation between serum VEGF levels and known prognostic risk factors in colorectal carcinoma. Hepatogastroenterology. 2014 Mar-Abr;61(130):267-71.

110. Araujo RF Jr, Lira GA, Vilaga JA, Guedes HG, Leitao MC, Lucena HF, Ramos CC. Implicações prognósticas e diagnósticas da expressão de MMP-2, MMP-9 e VEGF-a no câncer colorretal. Pathol Res Pract. 2015 Jan;211(1):71-7.

111. Goos JA, de Cuba EM, Coupe VM, et al. O transportador de glicose 1 (SLC2A1) e o fator de crescimento endotelial vascular A (VEGFA) prevêem a sobrevivência após a ressecção de metástases hepáticas de cancro colorrectal. Ann Surg. 2016 Jan;263(1):138-45.

112. Xu CJ, Xu F. A expressão de MMP-11 e VEGF-C está correlacionada com as caraterísticas clínicas do adenocarcinoma colorrectal. Int J Clin Exp Med. 2014 Sep 15;7(9):2883-8.

113. Martins SF, Garcia EA, Luz MA, Pardal F, Rodrigues M, Filho AL. Correlação clinicopatológica e significado prognóstico da expressão de VEGF-A, VEGF-C, VEGFR-2 e VEGFR-3 no cancro colorrectal. Cancer Genomics Proteomics. 2013 Mar-Abr;10(2):55-56.

114. Hsieh MC, Hsu HT, Hsiao PC, Yang SF, Yeh CB, Bien MY, Lin CH, Chien MH. Papel dos polimorfismos do gene VEGF-C na suscetibilidade ao carcinoma hepatocelular e no seu desenvolvimento patológico. J Clin Lab Anal. 2014 May;28(3):237-44.

115. Letelier P, Garcia P, Leal P, Ili C, Buchegger K, Riquelme I, Sandoval A, Tapia O, Roa JC. Expressão imunohistoquímica do fator de crescimento endotelial vascular A no carcinoma avançado da vesícula biliar. Appl Immunohistochem Mol Morphol. 2014 Aug;22(7):530-6.

116. Lin W, Jiang L, Chen Y et al. O fator de crescimento endotelial vascular-D promove o crescimento, a linfangiogénese e as metástases linfáticas no cancro da vesícula biliar. Cancer Lett. 2012 Jan 28;314(2):127-36.

117. Sipos B, Klapper W, Kruse ML, Kalthoff H, Kerjaschki D, Kloppel G. Expression of lymphangiogenic factors and evidence of intratumoral lymphangiogenesis in pancreatic endocrine tumors. Am J Pathol. 2004 Oct;165(4):1187-97.

118. Hansel DE, Rahman A, Hermans J, de Krijger RR, Ashfaq R, Yeo CJ, Cameron JL, Maitra A. As metástases hepáticas resultantes de neoplasias endócrinas pancreáticas bem diferenciadas demonstram um aumento da expressão de VEGF-C. Mod Pathol. 2003 Jul;16(7):652-9.

119. Reid MD, Choi H, Balci S, Akkas G, Adsay V. Neoplasias císticas serosas do pâncreas: caraterísticas clinicopatológicas e moleculares. Semin Diagn Pathol.

2014 Nov;31(6):475-83.

120. Yip-Schneider MT, Wu H, Dumas RP, Hancock BA, Agaram N, Radovich M, Schmidt CM. Fator de crescimento endotelial vascular, um biomarcador de fluido pancreático novo e altamente preciso para cistos pancreáticos serosos. J Am Coll Surg. 2014 Abr;218(4):608-17.

121. Liszka L, Pajak J, Golka D. Serous neoplasms of the pancreas share many, but not all aspects of their microvascular and angiogenic profile with low- grade clear cell renal cell carcinomas. Pathol Res Pract. 2014 Dec;210(12):901-8.

122. Ai KX, Lu LY, Huang XY, Chen W, Zhang HZ. Significado prognóstico da expressão de S100A4 e do fator de crescimento endotelial vascular no cancro pancreático. World J Gastroenterol. 2008 Mar 28;14(12):1931-5 .

123. von Marschall Z, Cramer T, Hocker M et al. De novo expression of vascular endothelial growth fator in human **pancreatic cancer**: evidence for an autocrine mitogenic loop. Gastroenterology. 2000 Nov;119(5):1358- 72.

124. Seo Y, Baba H, Fukuda T, Takashima M, Sugimachi K. High expression of vascular endothelial growth fator is associated with liver metastasis and a poor prognosis for patients with ductal pancreatic adenocarcinoma. Cancer. 2000 May 15;88(10):2239-45

125. Liang QL, Wang BR, Chen GQ, Li GH, Xu YY. Clinical significance of vascular endothelial growth fator and connexin43 for predicting cancer clinicopathologic parameters. Med Oncol. 2010 Dec;27(4):1164-70.

126. Zorgetto VA, Silveira GG, Oliveira-Costa JP, Soave DF, Soares FA, Ribeiro-Silva A. Relação entre a densidade vascular linfática e a expressão do fator de crescimento endotelial vascular A (VEGF-A) com as caraterísticas clínico-patológicas e a sobrevivência nos adenocarcinomas do pâncreas. Diagn Pathol. 2013 Oct 18;8:170.

127. Georgiadou D, Sergentanis TN, Sakellariou S, Filippakis GM et al. VEGF e Id-1 no adenocarcinoma pancreático: significado prognóstico e impacto na angiogénese. Eur J Surg Oncol. 2014 Oct;40(10):1331-7.

128. Smith RA, Tang J, Tudur-Smith C, Neoptolemos JP, Ghaneh P. Meta-análise de marcadores prognósticos imunohistoquímicos no cancro do pâncreas ressecado. Br J Cancer. 2011 Apr 26;104(9):1440-51.

129. Patsouras D, Papaxoinis K, KostakisA , Safioleas MC, Lazaris AC, Nicolopoulou-Stamati P. Proteína de ativação de fibroblastos e seu significado prognóstico em correlação com o fator de crescimento endotelial

vascular no adenocarcinoma pancreático. *Mol Med Rep.* 2015 Jun; 11 (6): 4585-90. doi: 10.3892 / mmr.2015.3259. Epub 2015 Jan 27.

130. Sipos B, Weber D, Ungefroren H, Kalthoff H, Zuhlsdorff A, Luther C, Torok V, Kloppel G. Potencial angiogénico mediado pelo fator de crescimento endotelial vascular dos carcinomas ductais pancreáticos reforçado pela hipoxia: um estudo in vitro e in vivo. *Int J Cancer. 2002* Dec 20;102(6):592-600.
131. Andreozzi M, Quagliata L, Gsponer JR, Ruiz C, Vuaroqueaux V, Eppenberger-Castori S, Tornillo L, Terracciano LM. O locus do gene VEGFA

    A análise de 80 tipos de tumores humanos revela amplificação de genes em várias entidades neoplásicas. Angiogenesis. 2014 Jul;17(3):519-27.
132. Tang RF, Wang SX, Peng L, Wang SX, Zhang M, Li ZF, Zhang ZM, Xiao Y, Zhang FR. Expressão dos factores de crescimento endotelial vascular A e C no cancro pancreático humano. World J Gastroenterol. 2006 Jan 14;12(2):280-6.
133. Doi Y, Yashiro M, Yamada N, Amano R, Noda S, Hirakawa K. VEGF-A/VEGFR-2 signaling plays an important role for the motility of pancreas cancer cells. Ann Surg Oncol. 2012 Aug;19(8):2733-43.
134. Doi Y, Yashiro M, Yamada N, Amano R, Ohira G, Komoto M, Noda S, Kashiwagi S, Kato Y, Fuyuhiro Y, Hirakawa K. Significance of phospho-vascular endothelial growth fator-2 expression in pancreatic cancer. Cancer Sci. 2010 Jun;101(6):1529-35.
135. Knoll MR, Rudnitzki D, Sturm J, Manegold BC, Post S, Jaeger TM. Correlação entre a sobrevivência pós-operatória e os factores de crescimento angiogénico no carcinoma pancreático. Hepatogastroenterology. 2001 Jul-Ago;48(40):1162-5.
136. Tang RF, Itakura J, Aikawa T, Matsuda K, Fujii H, Korc M, Matsumoto Y. Overexpression of lymphangiogenic growth fator VEGF-C in human pancreatic cancer. Pancreas. 2001 Apr;22(3):285-92.
137. Schneider M, Buehler P, Giese N, Giese T, Wilting J, Buehler MW, Friess H. Role of lymphangiogenesis and lymphangiogenic factors during pancreatic cancer progression and lymphatic spread. Int J Oncol. 2006 Apr;28(4):883-90.
138. Cheng P, Jin G, Hu X, Shi M, Zhang Y, Liu R, Zhou Y, Shao C, Zheng J, Zhu M. Análise da linfangiogénese induzida por tumor e invasão de vasos linfáticos do carcinoma pancreático no plexo nervoso periférico. Cancer Sci. 2012 Oct;103(10):1756-63.

139. Li K, Li MJ, He T, Zheng Z, Zheng XL, Qu BH, Wang Y, Duan X, Zheng YJ. Expressão do fator de crescimento endotelial vascular C no cancro do pâncreas e o seu efeito na metástase dos nódulos linfáticos. Zhonghua Yi Xue Za Zhi. 2009 Sep 15;89(34):2386-90.

140. Von Marschall Z, Scholz A et al. Vascular endothelial growth fator-D induces lymphangiogenesis and lymphatic metastasis in models of ductalpancreatic cancer. Int J Oncol. 2005 Sep;27(3):669-79.

141. Kurahara H, Takao S, Maemura K, Shinchi H, Natsugoe S, Aikou T. Impact of vascular endothelial growth fator-C and -D expression in human pancreatic cancer: its relationship to lymph node metastasis. Clin Cancer Res. 2004 Dec 15;10(24):8413-20.

142. Wey JS, Fan F, Gray MJ, Bauer TW et al. Vascular endothelial growth fator recetor-1 promotes migration and invasion in pancreatic carcinoma cell lines. Cancer. 2005 Jul 15;104(2):427-38.

143. Yang AD, Camp ER, Fan F, et al. A ativação do recetor-1 do fator de crescimento endotelial vascular medeia a transição epitelial para mesenquimal em células de carcinoma pancreático humano. Cancer Res. 2006 Jan 1;66(1):46-51.

144. Chung GG, Yoon HH, Zerkowski MP et al. Análise do fator de crescimento endotelial vascular, FLT-1 e FLK-1 num microarray de tecido de cancro pancreático. Cancer. 2006 Apr 15; 106(8):1677-84.

145. Angelescu R, Burada F, Angelescu C, Gheonea DI, Iordache S, Mixich F, Ioana M, Saftoiu A. Expressão do fator de crescimento endotelial vascular e do recetor do fator de crescimento epidérmico em adenocarcinomas ductais pancreáticos, tumores neuroendócrinos e pancreatite crónica. Endosc Ultrasound. 2013 Apr;2(2):86-91.

146. Kanji ZS, Gallinger S. Diagnosis and management of pancreatic cancer (Diagnóstico e tratamento do cancro do pâncreas). CMAJ. 2013 Oct 1;185(14):1219-26.

147. Kaur S, Baine MJ, Jain M, Sasson AR, Batra SK. Early diagnosis of pancreatic cancer: challenges and new developments (Diagnóstico precoce do cancro do pâncreas: desafios e novos desenvolvimentos). Biomark Med. 2012 Oct;6(5):597-612.

148. Ryan DP, Hong TS, Bardeesy N. Pancreatic adenocarcinoma. N Engl J Med. 2014 Sep 11;371(11):1039-49.

149. Turaga KK, Malafa MP, Jacobsen PB, Schell MJ, Sarr MG. Suicídio em pacientes com cancro do pâncreas. Cancer. 2011 Feb 1;117(3):642-7.

150. Chan A, Diamandis EP, Blasutig IM. Strategies for discovering novel pancreatic cancer biomarkers. J Proteomics. 2013 Abr 9;81:126-34.

151. Gold P, Freedman SO. Demonstração de Antigénios Específicos do Tumor em Carcinomas do Cólon Humano por Técnicas de Tolerância Imunológica e de Absorção. The Journal of experimental medicine. 1965; 121:439-462.

152. Brody JR, Witkiewicz AK, Yeo CJ. The past, present, and future of biomarkers: a need for a need for molecular beacons for the clinical management of pancreatic cancer. Adv Surg. 2011;45:301-21.

153. Lundin J, Roberts PJ, Kuusela P, Haglund C. The prognostic value of preoperative serum levels of CA 19-9 and CEA in patients with pancreatic cancer. British journal of cancer. 1994; 69:515-519.

154. Koprowski H, Herlyn M, Steplewski Z, Sears HF. Antigénio específico no soro de doentes com carcinoma do cólon. Science (Nova Iorque, NY. 1981; 212:53-55.

155. Duffy MJ, Sturgeon C, Lamerz R, Haglund C, Holubec VL, Klapdor R, et al. Tumor markers in pancreatic cancer: a European Group on Tumor Markers (EGTM) status report. Ann Oncol. 2010; 21:441-447.

156. Bunger S, Lauber T, Roblick UJ, Habermann JK. Biomarcadores séricos para um melhor diagnóstico do cancro do pâncreas: uma visão geral atual. *J Cancer Res Clin Oncol 2011;137:375-389.*

157. Eguia V, Gonda TA, Saif MW. Deteção precoce do cancro do pâncreas. JOP. 2012 Mar 10;13(2):131-4.

158. Locker GY, Hamilton S, Harris J, Jessup JM, Kemeny N, Macdonald JS, et al. ASCO 2006 update of recommendations for the use of tumor markers in gastrointestinal cancer. J Clin Oncol. 2006; 24:5313-5327.

159. Vestergaard EM, Hein HO, Meyer H, Grunnet N, Jorgensen J, Wolf H, et al. Valores de referência e variação biológica para o marcador tumoral CA 19-9 no soro para diferentes genótipos Lewis e secretor e avaliação da genotipagem secretora e Lewis numa população caucasiana. Clinical chemistry. 1999; 45:54-61.

160. Humphris JL, Chang DK, Johns AL, Scarlett CJ, Pajic M, Jones MD, et al. The prognostic and predictive value of serum CA19.9 in pancreatic cancer. Ann Oncol. 2012.

161. Koopmann J, Fedarko NS, Jain A, Maitra A, lacobuzio-Donahue C, Rahman A, et al. Evaluation of osteopontin as biomarker for pancreatic adenocarcinoma. Cancer Epidemiol Biomarkers Prev 2004; 13:487-91.
162. Jiang JT, Wu CP, Deng HF, Lu MY, Wu J, Zhang HY, et al. Nível sérico de TSGF, CA242 e CA 19-9 no cancro do pâncreas. World J Gastroenterol 2004; 10:1675-7.
163. Yiannakou JY, Newland P, Calder F, Kingsnorth AN, Rhodes JM. Estudo prospetivo do ensaio de mucina CAM 17.1/WGA para o diagnóstico serológico do cancro do pâncreas. Lancet 1997; 349:389-92.
164. Simeone DM, Ji B, Banerjee M, Arumugam T, Li D, Anderson MA, et al. CEACAM1, a novel serum biomarker for pancreatic cancer. Pancreas 2007; 34:436-43.
165. Takayama R, Nakagawa H, Sawaki A, et al. O antigénio tumoral sérico REG4 como biomarcador de diagnóstico no adenocarcinoma ductal pancreático. J Gastroenterol 2010;45:52-59.
166. Fong D, Moser P, Krammel C, et al. A expressão elevada de TROP2 está correlacionada com um mau prognóstico no cancro do pâncreas. British Journal of Cancer 2008;99:1290-1295.
167. Bausch D, Thomas S, Mino-Kenudson M, et al. Plectin-1 as a novel biomarker for pancreatic cancer. Clin Cancer Res 2011;17(2):302-309.
168. Gold DV, Goggins M, Modrak D, et al. Deteção de adenocarcinoma pancreático em fase inicial. Cancer Epidemiol Biomarkers Pref; 19(11);2786-94.
169. Poruk KE, Firpo MA, Adler DG, Mulvihill SJ. Screening for pancreatic cancer: why, how, and who? Ann Surg. 2013 Jan;257(1):17-26
170. Diamandis EP. Cancer biomarkers: can we turn recent failures into success? Jornal do Instituto Nacional do Cancro. 2010; 102:1462-1467.
171. Miura F, Takada T, Amano H, Yoshida M, Furui S, Takeshita K. Diagnosis of pancreatic cancer (Diagnóstico do cancro do pâncreas). HPB (Oxford) 2006; 8:337-42.
172. Karlson BM, Ekbom A, Lindgren PG, Kallskog V, Rastad J. (1999) Abdominal US for diagnosis of pancreatic tumor: prospective cohort analysis. Radiologia 213:107-111.
173. Kitano M, Kudo M, Maekawa K, Suetomi Y, Sakamoto H, Fukuta N, et al. Dynamic imaging of pancreatic diseases by contrast enhanced coded phase

inversion harmonic ultrasonography. *Gut.* 2004 Jun;53(6):854-9.

174. Grossjohann HS Ecografia com contraste para diagnóstico, estadiamento e avaliação da operabilidade do cancro do pâncreas. Dan Med J. 2012 Dec;59(12):B4536.
175. Grozinger G, Grozinger A, Horger M. O papel da TC de perfusão de volume no diagnóstico de patologias do pâncreas. Rofo. 2014 Dec;186(12):1082-93.
176. Klauss M, StillerW, Fritz F et al. Análise de perfusão por tomografia computorizada do carcinoma pancreático. Jornal de tomografia assistida por computador 2012; 36: 237-242.
177. de la Santa LG, Retortillo JA, Miguel AC, Klein LM. Radiologia das neoplasias pancreáticas: Uma atualização. World J Gastrointest Oncol. 2014 Sep 15;6(9):330-43
178. Shrikhande SV, Barreto SG, Goel M, Arya S. Multimodality imaging of pancreatic ductal adenocarcinoma: a review of the literature. HPB (Oxford). 2012 Oct;14(10):658-68
179. Imbriaco M, Megibow AJ, Ragozzino A, Liuzzi R, Mainenti P, Bortone S et al. (2005) Value of the single-phase technique in MDCT assessment of pancreatic tumors. AJR Am J Roentgenol 184:1111-1117.
180. Brennan DD, Zamboni GA, Raptopoulos VD, Kruskal JB. (2007) Comprehensive preoperative assessment of pancreatic adenocarcinoma with 64-section volumetric CT. Radiographics 27:1653-1666.
181. Zhao WY, Luo M, Sun YW, Xu Q, Chen W, Zhao G et al. (2009) Computed tomography in diagnosing vascular invasion in pancreatic and periampullary cancers: a systematic review and meta-analysis. Hepatobiliary Pancreat Dis Int 8:457-464.
182. Brentnall TA. Pancreatic cancer surveillance: learning as we go. Am J Gastroenterol 2011;106:955-6.
183. Hanbidge AE. Cancro do pâncreas: a melhor imagem para a deteção precoce - TC, RM, PET ou US? Can J Gastroenterol 2002; 16: 101-105.
184. Wang Y, Miller FH, Chen ZE, Merrick L, Mortele KJ, Hoff FL, Hammond NA, Yaghmai V, Nikolaidis P. Imagens de RM ponderadas por difusão de lesões sólidas e quísticas do pâncreas. Radiographics 2011; 31: E47-E64.
185. Fusari M, Maurea S, Imbriaco M, Mollica C, Avitabile G, Soscia F et al. (2010) Comparação entre TC multislice e RM na avaliação diagnóstica de pacientes com massas pancreáticas. Radiol Med 115:453-466.

186. Birchard KR, Semelka RC, Hyslop WB, et al. Suspeita de cancro do pâncreas: avaliação por RMN gradiente-eco 3D com gadolínio dinâmico. AJR Am J Roentgenol 2005;185:700-3.
187. Li H, Hu Z, Chen J, Guo X. Comparação de CPRE, EUS e CPRE combinada com EUS no diagnóstico de neoplasias pancreáticas: uma revisão sistemática e meta-análise. Tumour Biol. 2014 Sep;35(9):8867-74.
188. Gonzalo-Marin J, Vila JJ, Perez-Miranda M. Role of endoscopic ultrasound in the diagnosis of pancreatic cancer. World J Gastrointest Oncol. 2014 Sep 15;6(9):360-8.
189. Lan BY, Kwee SA, Wong LL. Tomografia por emissão de positrões em tumores malignos hepatobiliares e pancreáticos: uma revisão. Am J Surg. 2012 Aug;204(2):232-41
190. Tang S, Huang G, Liu J, Liu T, Treven L, Song S et al. (2011) Usefulness of (18)F-FDG PET, combined FDG-PET/CT and EUS in diagnosing primary pancreatic carcinoma: a meta-analysis. Eur J Radiol 78:142-150.
191. Farma JM, Santillan AA, Melis M, Walters J, Belinc D, Chen DT et al. (2008) PET/CT fusion scan enhances CT staging in patients with pancreatic neoplasms. Ann Surg Oncol 15:2465-2471.
192. Bang S, Chung HW, Park SW, et al. The clinical usefulness of 18-fluorodeoxyglucose positron emission tomography in the differential diagnosis, staging, and response evaluation after concurrent chemoradiotherapy for pancreatic cancer. J Clin Gastroenterol. 2006; 40(10):923-929.
193. DiMagno EP, Buxton JL, Regan PT, et al. Ultrasonic endoscope. Lancet 1980; 1: 629-31.
194. Costache MI, Iordache S, Karstensen JG, Saftoiu A, Vilmann P. Aspiração com agulha fina guiada por ultrassom endoscópico: do passado para o futuro. Endosc Ultrasound. 2013 Apr;2(2):77-85.
195. Hewitt MJ, McPhail MJ, Possamai L, et al. FNA guiada por EUS para o diagnóstico de neoplasias pancreáticas sólidas: uma meta-análise. Gastrointest Endosc 2012; 75: 319-31.
196. Sakamoto, H.; Kitano, M.; Kamata, K.; El-Masry, M.; Kudo, M. Diagnóstico de Tumores Pancreáticos por Ultrassonografia Endoscópica. World J. Radiol. 2010, 2(4), 122-134.
197. Eloubeidi MA; Chen VK, Eltoum IA, et al. Biópsia por aspiração com agulha

fina guiada por ultra-sons endoscópicos em doentes com suspeita de cancro do pâncreas: Diagnostic Accuracy and Acute and 30-Day Complications (Precisão de diagnóstico e complicações agudas e de 30 dias). Am. J. Gastroenterol. 2003, 98, 2663-2668.

198. Bhutani MS, Hawes RH, Baron PL, et al. Aspiração com agulha fina guiada por ultra-sons endoscópicos de lesões pancreáticas malignas. Endoscopy 1997; 29: 854-8.

199. Harewood GC, Wiersema MJ. Biópsia aspirativa com agulha fina guiada por endossonografia na avaliação de massas pancreáticas. Am J Gastroenterol 2002; 97: 1386-91.

200. Raut CP, Grau AM, Staerkel GA, Kaw M, Tamm EP, Wolff RA, Vauthey JN, Lee JE, Pisters PW, Evans DB. Diagnostic accuracy of endoscopic ultrasound-guided fine-needle aspiration in patients with presumed pancreatic cancer. J Gastrointest Surg 2003; 7: 118-26; discussão 127-8

201. Hunt GC, Faigel DO. Avaliação da EUS para diagnóstico, estadiamento e determinação da ressecabilidade do cancro pancreático: uma revisão. Gastrointest Endosc 2002; 55: 232-237

202. DeWitt J, Devereaux B, Chriswell M, et al. Comparação entre a ultrassonografia endoscópica e a tomografia computorizada multidetectores para a deteção e o estadiamento do cancro do pâncreas. Ann Intern Med 2004; 141: 753-763

203. Canto MI, Hruban RH, Fishman EK, et al. Deteção frequente de lesões pancreáticas em indivíduos assintomáticos de alto risco. Gastroenterologia 2012; 142: 796-804;

204. Lami G, Biagini MR, Galli A. Endoscopic ultrasonography for surveillance of individuals at high risk for pancreatic cancer. World J Gastrointest Endosc. 2014 Jul 16;6(7):272-85.

205. Reddy, N. K.; Ioncica", A. M.; Saftoiu, A.; Vilmann, P.; Bhutani, M.S Ultrassonografia endoscópica com contraste. World J. Gastroenterol. 2011, 17(1), 42-48.

206. lordache S, Angelescu R, Filip MM, Costache MI, Popescu CF, Gheonea DI, Saftoiu A. Power Doppler endoscopic ultrasound for the assessment of pancreatic neuroendocrine tumors. Endosc Ultrasound. 2012 Oct;1(3):150- 5.

207. Giovannini, M.; Hookey, L. C.; Bories, E.; et al. Elastografia endoscópica por ultrassom: O primeiro passo para a biópsia virtual? Resultados preliminares em

49 pacientes. Endoscopy 2006, 38, 344-348.

208. Saftoiu, A., Vilmann, P., Gorunescu, F. et al. European EUS Elastography Multicentric Study Group Accuracy of Endoscopic Ultrasound Elastography Used for Differential Diagnosis of Focal Pancreatic Masses: Um Estudo Multicêntrico. Endoscopy 2011, 43(7), 596-603.
209. Saftoiu, A. Técnicas de imagem de última geração em ultrassom endoscópico. World J. Gastroenterol. 2011, 17(6), 691-696.
210. Costache MI, Saftoiu A, Gheonea DI Deteção e Caracterização de Lesões Pancreáticas Sólidas (Realce de Contraste, Elastografia, Aspiração por Agulha Fina Guiada por EUS). Jornal de Vídeo e Enciclopédia de Endoscopia GI. 2012 julho 9;545-547.
211. O'Toole D, Palazzo L, Arotcarena R. et al. Assessment of Complications of EUS-Guided Fine-Needle Aspiration. Gastrointest. Endosc. 2001, 53(4), 470-474.
212. Wiersema, MJ, Vilmann P, Giovannini M, Chang KJ, Wiersema LM. Biópsia por aspiração com agulha fina guiada por endo-sonografia: Precisão de diagnóstico e avaliação de complicações. Gastroenterology 1997, 112(4), 1087-1095.
213. Affi A, Vazquez-Sequeiros E, Norton ID, Clain JE, Wiersema MJ. Hemorragia Extraluminal Aguda Associada à Aspiração por Agulha Fina Guiada por EUS: Frequency and Clinical Significance. Gastrointest. Endosc. 2001, 53(2), 221-225.
214. Comité de Normas de Prática da ASGE, Banerjee S, Shen B, Baron TH, et al. Antibiotic Prophylaxis for GI Endoscopy. Gastrointest. Endosc. 2008, 67(6), 791-798.
215. Iqbal S, Friedel D, Gupta M, Ogden L, Stavropoulos SN. Aspiração com agulha fina guiada por ultrassom endoscópico e o papel do citopatologista no diagnóstico de lesões pancreáticas sólidas. Pathol. Res. Int. 2012, 2012, 1-17.
216. Paquin SC, Gariepy G, Lepanto L, et al. A First Report of Tumor Seeding Because of EUS-Guided FNA of A Pancreatic Adenocarcinoma. *Gastrointest. Endosc. 2005, 61, 610-611.*
217. Micames C, Jowell PS, White R et al. Menor frequência de carcinomatose peritoneal em doentes com cancro do pâncreas diagnosticado por FNA guiada por EUS vs. FNA percutânea. *Gastrointest. Endosc. 2003, 58, 690695.*
218. Diamantis A, Magiorkinis E, Koutselini H. Biópsia por aspiração com agulha

fina (PAAF): aspectos históricos. Folia Histochem Cytobiol 2009: 47: 191-7.

219. Logrono R, Waxman I. Papel interativo do citopatologista na EUS-FNA. Gastrointest Endosc 2001; 54: 485-90.

220. Jhala NC, Jhala DN, Chhieng DC, et al. Aspiração com agulha fina guiada por ultrassom endoscópico: A Cytopathologist's Perspective (Perspetiva de um Citopatologista). Am J Clin Pathol 2003;120:351-67

221. Caletti GC, Brocchi E, Ferrari A, et al. Guillotine needle biopsy as a supplement to endosonography in the diagnosis of gastric submucosal tumors. Endoscopia 1991; 23: 251-4.

222. Vilmann P, Hancke S, Henriksen FW, et al. Ultrassonografia endoscópica com biópsia guiada por aspiração com agulha fina na doença pancreática. Gastrointest Endosc 1992; 38: 172-3.

223. Vilmann P, Saftoiu A. Biópsia aspirativa por agulha fina guiada por ultra-sons endoscópicos: Equipamento e técnica. J Gastroenterol Hepatol 2006; 21: 164655.

224. Ramesh J, Varadarajulu S Como podemos obter os melhores resultados com a aspiração com agulha fina guiada por ultrassom endoscópico? Clin Endosc 2012: 45: 132-7.

225. Vilmann P. Ultrassonografia endoscópica com transdutor de matriz curva no diagnóstico de cancro no trato gastrointestinal superior e adjacente. Digitalização e biópsia aspirativa por agulha fina guiada [Dissertação]. Copenhaga: Munksgaard, 1998.

226. Hirschfeld H. Uber isolierte aleukamische Lymphadenose der Haut. Z Krebsforsch 1912; 11: 397-407.

227. Dudgeon LS, Patrick SV. Um novo método para o diagnóstico microscópico rápido de tumores: com um relato de 200 casos assim examinados. Br J Surg 1927; 15: 250-61.

228. Martin H, Ellis E. Biopsia por punção e aspiração com agulha. Ann Surg 1930; 92: 169-81.

229. Martin H, Ellis E. Biópsia por aspiração. Surg Gynecol Obstet 1934; 59: 57889.

230. Mannheim E. Die Bedeutung der Tumorpunktion fur die Tumordiagnose. Z Krebsforsch 1931; 34: 572-93.

231. Wiersema MJ, Hawes RH, Tao LC, et al . A ultrassonografia endoscópica como complemento da citologia aspirativa por agulha fina do trato

gastrointestinal superior e inferior. Gastrointest Endosc 1992; 38: 35-9.

232. Noh KW, Wallace MB. Aspiração endoscópica com agulha fina guiada por ultrassom no diagnóstico e estadiamento do adenocarcinoma pancreático. Med Gen Med 2005; 7: 15.

233. Volmar KE, Vollmer RT, Jowell PS, et al. Pancreatic FNA in 1000 cases: a comparison of imaging modalities. Gastrointest Endosc 2005; 61: 854-61.

234. Gress FG, Hawes RH, Savides TJ, et al. Role of EUS in the preoperative staging of pancreatic cancer: a large single-center experience. Gastrointest Endosc 1999; 50: 786-91.

235. Will U, Mueller A, Topalidis T, et al. Value of endoscopic ultrasonography-guided fine needle aspiration (FNA) in the diagnosis of neoplastic tumor(-like) pancreatic lesions in daily clinical practice. Ultraschall Med. 2010 Apr;31(2):169-74.

236. Horwhat JD, Paulson EK, McGrath K, et al. A randomized comparison of EUS-guided FNA versus CT or US-guided FNA for the evaluation of pancreatic mass lesions. Gastrointest Endosc 2006; 63: 966-75.

237. Gress F, Gottlieb K, Sherman S, et al. Biópsia aspirativa por agulha fina guiada por ultrassonografia endoscópica de suspeita de cancro do pâncreas. Ann Intern Med 2001; 134: 459-64.

238. Baghbanian M, Shabazkhani B, Ghofrani H, et al. Eficácia da aspiração com agulha fina guiada por ultrassom endoscópico em pacientes com neoplasias pancreáticas sólidas. Saudi J Gastroenterol 2012; 18: 358-63.

239. von Bartheld MB, Veselic-Charvat M, Rabe KF, et al. Aspiração com agulha fina guiada por ultrassom endoscópico para o diagnóstico de sarcoidose. Endoscopy 2010; 42: 213-7.

240. Ribeiro A, Pereira D, Escalon MP, et al. Biópsia guiada por EUS para o diagnóstico e classificação de linfoma. Gastrointest Endosc 2010; 71: 851-5.

241. Puri R, Vilmann P, Sud R, et al. Citologia aspirativa por agulha fina guiada por ultrassom endoscópico na avaliação de suspeita de tuberculose em pacientes com linfadenopatia mediastinal isolada. Endoscopy 2010; 42: 462-7.

242. Puli SR, Batapati Krishna Reddy J, Bechtold ML, et al. Ultrassom endoscópico: sua precisão na avaliação da linfadenopatia mediastinal? Uma meta-análise e uma revisão sistemática. World J Gastroenterol 2008; 14: 3028-37.

243. Pedersen BH, Vilmann P, Folke K, et al. Ultrassonografia endoscópica e biopsia aspirativa com agulha fina guiada em tempo real de lesões sólidas do mediastino suspeitas de malignidade. Chest 1996; 110: 539-44.
244. Srinivasan R, Bhutani MS, Thosani N, et al. Clinical impact of EUS-FNA of mediastinal lymph nodes in patients with known or suspected lung cancer or mediastinal lymph nodes of unknown etiology. J Gastrointestin Liver Dis 2012; 21: 145-52.
245. Jani N, Dewitt J, Eloubeidi M, et al. Aspiração com agulha fina guiada por ultrassom endoscópico para o diagnóstico de tumores pseudopapilares sólidos do pâncreas: uma experiência multicêntrica. Endoscopy 2008; 40: 200-3.
246. Thosani N, Thosani S, Qiao W, et al. Role of EUS-FNA-based cytology in the diagnosis of mucinous pancreatic cystic lesions: a systematic review and meta-analysis. Dig Dis Sci 2010; 55: 2756- 66.
247. Kanno A, Ishida K, Hamada S, et al. Diagnóstico de pancreatite autoimune por EUS-FNA utilizando uma agulha de calibre 22 com base nos Critérios de Diagnóstico de Consenso Internacional. Gastrointest Endosc 2012; 76: 594-602.
248. DeWitt J, Jowell P, Leblanc J, et al. EUS-guided FNA of pancreatic metastases: a multicenter experience. Gastrointest Endosc 2005; 61: 68996.
249. Wu LM, Jiang XX, Gu HY, et al. Biópsia aspirativa por agulha fina guiada por ultrassom endoscópico na avaliação de estenoses do ducto biliar e massas da vesícula biliar: uma revisão sistemática e meta-análise. Eur J Gastroenterol Hepatol 2011; 23: 113-20.
250. Puli SR, Reddy JB, Bechtold ML, et al. Precisão do estadiamento do cancro do esófago por ultra-sons endoscópicos: uma meta-análise e uma revisão sistemática. World J Gastroenterol 2008; 14: 1479-90.
251. Micames CG, McCrory DC, Pavey DA, et al. Aspiração com agulha fina guiada por ultra-sons endoscópicos para o estadiamento do cancro do pulmão de células não pequenas: A systematic review and metaanalysis. Chest 2007; 131: 539-48.
252. Watson RR, Binmoeller KF, Hamerski CM, et al. Caraterísticas de rendimento e desempenho da aspiração por agulha fina guiada por ultra-sons endoscópicos para o diagnóstico de tumores estromais do trato gastrointestinal superior. Dig Dis Sci 2011; 56: 1757-62.
253. Turhan N, Aydog G, Ozin Y, et al. Aspiração com agulha fina guiada por

ecografia endoscópica para o diagnóstico de lesões submucosas gastrointestinais superiores: um estudo prospetivo de 50 casos. Diagn Cytopathol 2011; 39: 80817.

254. Hernandez LV, Mishra G, Forsmark C, et al. Role of endoscopic ultrasound (EUS) and EUS-guided fine needle aspiration in the diagnosis and treatment of cystic lesions of the pancreas. Pancreas 2002; 25: 222-28.

255. Frossard JL, Amouyal P, Amouyal G, et al. Performance of endosonography-guided fine needle aspiration and biopsy in the diagnosis of pancreatic cystic lesions. Am J Gastroenterol 2003; 98: 1516-24.

256. Attasaranya S, Pais S, LeBlanc J, et al. Aspiração endoscópica com agulha fina guiada por ultra-sons e análise do líquido do quisto para quistos pancreáticos. JOP 2007; 8: 553-63.

257. DeWitt JM, Chappo J, Sherman S. EUS-FNA de melanoma maligno metastático para o pâncreas: relato de dois casos e revisão. Endoscopy 2003; 35: 219-22.

258. Bechade D, Palazzo L, Fabre M, et al. EUS-guided FNA of pancreatic metastasis from renal cell carcinoma. Gastrointest Endosc 2003; 58: 784-8.

259. Roland CF, van Heerden JA. Tumores primários não pancreáticos com metástases para o pâncreas. Surg Gynecol Obstet 1989; 168: 345-7.

260. David O, Green L, Reddy V, et al. Pancreatic masses: a multiinstitutional study of 364 fine-needle aspiration biopsies with histopathologic correlation. Diagn Cytopathol 1998; 19: 423-7.

261. Vilmann P. Biópsia aspirativa com agulha fina de gânglios linfáticos guiada por ecografia endoscópica. Gastrointest Endosc 1996; 43: S24-S29.

262. Kondo D, Imaizumi M, Abe T, et al. Exame de ultrassom endoscópico para metástases de linfonodos mediastinais de câncer de pulmão. Chest 1990; 98: 586-93.

263. Vickers J. Role of endoscopic ultrasound in the preoperative assessment of patients with oesophageal cancer (Papel da ecografia endoscópica na avaliação pré-operatória de doentes com cancro do esófago). Ann R Coll Surg Engl 1998; 80: 233-9.

264. Familiari P, Marchese M, Larghi A, et al. Estadiamento do carcinoma do esófago: ultrassonografia endoscópica. Rays 2005; 30: 357-62.

265. Vazquez-Sequeiros E, Norton ID, Clain JE, et al. Impacto da aspiração com agulha fina guiada por EUS no estadiamento dos gânglios linfáticos em

doentes com carcinoma do esófago. Gastrointest Endosc 2001; 53: 751-7.

266. Chatzipantelis P, Salla C, Karoumpalis I, et al. Biópsia aspirativa por agulha fina guiada por ultra-sons endoscópicos no diagnóstico de tumores estromais gastrointestinais do estômago: Um estudo de 17 casos. J Gastrointest Liver Dis 2008; 17: 15-20.

267. Akahoshi K, Sumida Y, Matsui N, et al. Diagnóstico pré-operatório de tumor estromal gastrointestinal por aspiração com agulha fina guiada por ultra-sons endoscópicos. World J Gastroenterol 2007; 13: 2077-82.

268. Ylagan LR, Edmundowicz S, Kasal K, et al. Citologia aspirativa por agulha fina guiada por ultrassom endoscópico do carcinoma pancreático: uma experiência de 3 anos e revisão da literatura. Cancer 2002; 96: 362-9.

269. Bhutani, M. S.; Hawes, R. H.; Hoffman, B. J. A Comparison of the Accuracy of Echo Features During Endoscopic Ultrasound (Eus) and Eus- Guided Fine Needle Aspiration for Diagnosis Of Malignant Lymph Node Invasion. Gastrointest. Endosc. 1997, 45, 474-479.

270. Wilson JL, Kalade A, Prasad S, et al. Diagnóstico de massas pancreáticas sólidas por aspiração com agulha fina guiada por ultra-sons endoscópicos. Int Med J 2009; 39: 32-7.

271. Turner BG, Cizginer S, Agarwal D, et al. Diagnóstico de neoplasia pancreática com EUS e FNA: um relatório de exatidão. Gastrointest Endosc 2010; 71: 91-8.

272. Zhang S, Defrias DV, Alasadi R, et al. Aspiração com agulha fina guiada por ultra-sons endoscópicos (EUS-FNA): experiência de um centro académico nos EUA. Cytopathology 2010; 21: 35-43.

273. Yoshinaga S, Suzuki H, Oda I, et al. Papel da aspiração com agulha fina guiada por ultrassom endoscópico (EUS-FNA) para o diagnóstico de massas pancreáticas sólidas. Dig Endosc 2011; 23(S1): 29- 33.

274. Fisher L, Segarajasingam DS, Stewart C, et al. Aspiração com agulha fina guiada por ultra-sons endoscópicos de lesões pancreáticas sólidas: desempenho e resultados. J Gastroenterol Hepatol 2009; 24: 90-6.

275. Wallace MB, Woodward T, Raimondo M. Ultrassons endoscópicos e aspiração com agulha fina para o cancro do pâncreas. Digest Endosc 2004; 16: S193- S196.

276. Vignesh S, Hoffe SE, Saif MW. Diagnóstico pancreático guiado por EUS e para além da JOP. J Pancreas 2011; 12: 86-91.

277. Jihala D, Eloubeidi M, Chhieng D, et al. Precisão do diagnóstico maligno preliminar na aspiração com agulha fina guiada por ultra-sons endoscópicos: análise de 120 casos [resumo]. Ata Cytol 2001; 45: 859.
278. Iglesias-Garcia J, Dominguez-Munoz JE, Abdulkader I, et al. Influência da avaliação citopatológica no local na precisão do diagnóstico da aspiração por agulha fina guiada por ultra-sons endoscópicos (EUS-FNA) de massas pancreáticas sólidas. Am J Gastroenterol 2011; 106: 1705-10.
279. Kim B, Chhieng DC, Crowe DR, et al. Dynamic telecytopathology of on site rapid cytology diagnoses for pancreatic carcinoma. Cytojournal 2006; 3: 27.
280. Buxbaum JL, Eloubeidi MA, Lane CJ, et al. A Telecitologia Dinâmica compara-se favoravelmente com a Avaliação Rápida no Local de Aspirados de Agulha Fina por Ultra-sons Endoscópicos. Dig Dis Sci 2012; 57: 3097-7.
281. Olson MT, Ali SZ. Avaliação no local por um citotécnico da adequação da aspiração com agulha fina do pâncreas: comparação com citopatologistas e correlação com a interpretação final. Ata Cytol 2012; 56: 340-6.
282. LeBlanc JK, Ciaccia D, Al-Assi MT, et al. Número ideal de passagens de agulha fina guiadas por EUS necessárias para obter um diagnóstico correto. Gastrointest Endosc 2004; 59: 475-81.
283. Moller K, Papanicolaou IS, Toermer T, et al. FNA guiada por EUS de massas pancreáticas sólidas: alto rendimento de 2 passagens com análise histológica-citológica combinada. Gastrointest Endosc 2009; 70: 60-9.
284. Puri R, Vilmann P, Saftoiu A, et al. Ensaio controlado aleatório de amostragem por agulha fina guiada por ultra-sons endoscópicos com ou sem sucção para um melhor diagnóstico citológico. Scand J Gastroenterol 2009; 44: 499-504.
285. Song TJ, Kim JH, Lee SS, et al. Estudo prospetivo, aleatório e controlado de aspiração com agulha fina guiada por ultrassom endoscópico usando agulhas de aspiração 22-G e 19-G para massas pancreáticas sólidas ou peripancreáticas. Am J Gastroenterol 2010; 105: 1739-45.
286. Affolter KE, Schmidt RL, Matynia AP, et al. O tamanho da agulha tem apenas um efeito limitado nos resultados da aspiração com agulha fina guiada por eus: uma revisão sistémica e meta-análise. Dig Dis Sci 2013; 58: 1026-34.
287. Sodikoff JB, Johnson HL, Lewis MM, et al. Aumento do rendimento diagnóstico de aspirados de agulha fina guiados por ultrassom endoscópico com citometria de fluxo e imunohistoquímica. Diagn Cytopathol 2013 Dec;41(12): 1043-51. doi: 10.1002/dc.22903. Epub 2012 Jul 26.

288. Iglesias-Garcia J, Poley JW, Larghi A, et al. Viabilidade e rendimento de uma nova agulha histológica EUS: resultados de um estudo de coorte multicêntrico e agrupado. Gastrointest Endosc 2011; 73: 1189-96.
289. Eloubeidi MA, Tamhane A. EUS-guided FNA of solid pancreatic masses: a learning curve with 300 consecutive procedures. Gastrointest Endosc 2005; 61: 700-8.
290. Konge L, Vilmann P, Clementsen P, et al. Avaliação fiável e válida da competência em ultrassonografia endoscópica e aspiração com agulha fina para o estadiamento mediastinal do cancro do pulmão de células não pequenas. Endoscopy 2012; 44: 928-33.
291. Barthet M, Gasmi M, Boustiere C, et al. Treino de EUS num modelo de porco vivo: melhora a prática do ecoendoscópio e a competência do formando? Endoscopy 2007; 39: 535-9.
292. Mertz H, Gautam S. The learning curve for EUS-guided FNA of pancreatic cancer. Gastrointest Endosc 2004; 59: 33-7.
293. Kiesslich R, Burg J, Vieth M, et al. Confocal laser endoscopy for diagnosing intraepithelial neoplasias and colorectal cancer in vivo. Gastroenterology 2004; 127: 706-13.
294. Goetz M. Confocal laser endomicroscopy: Indicações actuais e perspectivas futuras nas doenças gastrointestinais. Endoscopia 2012; 24: 67-74.
295. Wang TD. Microscopia confocal da bancada para a cabeceira da cama. Gastrointest Endosc 2005; 62: 696-7.
296. Yoshida S, Tanaka S, Hirata M, et al. Biópsia ótica de lesões GI por microscopia confocal de varrimento a laser do tipo reflectância. Gastrointest Endosc 2007; 66: 144-9.
297. Kiesslich R, Neurath MF. A endomicroscopia está a ficar obsoleta, ainda precisamos do patologista? Gastrointest Endosc 2007; 66: 150-3.
298. Giovanni D, De Palma. Endomicroscopia confocal a laser no diagnóstico histológico "in vivo" do trato gastrointestinal. World J Gastroenterol 2009; 15: 5770-5.
299. Wallace MB, Fockens P. Probe-based confocal laser endomicroscopy. Gastroenterologia 2009; 136: 1509-13.
300. Becker V, Vercauteren T, von Weyhern CH, et al. Microscopia confocal de alta resolução baseada em minissondas em combinação com mosaico de vídeo (com vídeo). Gastrointest Endosc 2007; 66: 1001-7.

301. Rispo A, Castiglione F, Staibano S, et al. Precisão diagnóstica da endomicroscopia confocal a laser no diagnóstico de displasia em pacientes afectados por colite ulcerosa de longa duração. World J Gastrointest Endosc 2012; 4: 414-20.
302. Hundorfean G, Chiriac MT, Siebler J, et al. Endomicroscopia confocal a laser para o diagnóstico de colite de desvio. Endoscopy 2012; 44 (Suppl 2): E358-9.
303. Konda VJ, Aslanian HR, Wallace MB, et al. Primeira avaliação da endomicroscopia confocal a laser com agulha durante os procedimentos EUS-FNA do pâncreas (com vídeos). Gastrointest Endosc 2011; 74: 1049-60.
304. Saftoiu A, Vilmann P, Bhutani MS. Endomicroscopia confocal a laser guiada por ultrassom endoscópico: Usando a agulha ótica no palheiro acústico. Euro J Ultrasound 2012; 33: 607-10.
305. Gheonea DI, Ciurea ME, Saftoiu A, et al. Análise quantitativa por RT-PCR dos genes MMR em amostras de FNA guiadas por EUS de lesões pancreáticas focais. Hepatogastroenterology 2012; 59: 916-20.
306. Laurell H, Bouisson M, Berthelemy P, et al. Identification of biomarkers of human pancreatic adenocarcinomas by expression profiling and validation with gene expression analysis in endoscopic ultrasound-guided fine needle aspiration samples. World J Gastroenterol 2006; 12: 3344-51.
307. Carrara S, Cangi MG, Arcidiacono PG, Perri F, et al. Padrão de expressão de mucina em doenças pancreáticas: resultados de biópsias aspirativas por agulha fina guiadas por EUS. Am J Gastroenterol 2011; 106: 1359-63.
308. Bournet B, Pointreau A, Souque A, et al. Assinatura de expressão genética do adenocarcinoma ductal pancreático avançado utilizando uma matriz de baixa densidade em amostras de aspiração por agulha fina guiada por ultra-sons endoscópicos. Pancreatologia 2012; 12: 27-34.
309. Khalid A, Nodit L, Zahid M, et al. Análise do ADN do aspirado de agulha fina por ultra-sons endoscópicos para diferenciar massas pancreáticas malignas e benignas. Am J Gastroenterol 2006; 101: 2493-500.
310. Ogura T, Yamao K, Sawaki A, et al. Impacto clínico da análise da mutação K-ras em amostras de FNA guiadas por EUS de massas pancreáticas. Gastrointest Endosc 2012; 75: 769-74.
311. Khalid A, Dewitt J, Ohori NP, et al. Análise mutacional EUS-FNA na diferenciação entre pancreatite autoimune e cancro pancreático. Pancreatology 2011; 11: 482-6.

312. Edge SB, Compton CC. O American Joint Committee on Cancer: a 7ª edição do manual de estadiamento do cancro da AJCC e o futuro do TNM. Ann Surg Oncol 2010; 17: 1471-1474.

313. Al-Hawary MM, Francis IR. Estadiamento do adenocarcinoma ductal pancreático. *Cancer Imaging.* 2013 Sep 23;13(3):360-4.

314. Whipple AO. The rationale of radical surgery for cancer of the pancreas and ampullary region. Ann Surg 1941;114:612-5.

315. Afaneh C, Gerszberg D, Slattery E, Seres DS, Chabot JA, Kluger MD. Cirurgia do cancro pancreático e gestão da nutrição: uma revisão da literatura atual. Hepatobiliary Surg Nutr. 2015 Feb;4(1):59-71.

316. Ansorge C, Lindstrom P, Strommer L, et al. Assessing surgical quality: comparison of general and procedurespecific morbidity estimation models for the risk adjustment of pancreaticoduodenectomy outcomes. World J Surg 2014;38:2412-21.

317. Greenblatt DY, Kelly KJ, Rajamanickam V, et al. Os factores pré-operatórios predizem a morbilidade e mortalidade perioperatória após pancreaticoduodenectomia. Ann Surg Oncol 2011;18:2126-35.

318. Tan-Tam C, Chung SW. Minireview on laparoscopic hepatobiliary and pancreatic surgery. World J Gastrointest Endosc. 2014 Mar 16;6(3):60- 7.

319. Del Chiaro M, Segersvard R. O estado da arte da pancreatectomia robótica Biomed Res Int. 2014; 2014:920492.

320. Ross WA, Wasan SM, Evans DB, et al. EUS combinado com FNA e CPRE para a avaliação de doentes com iterícia obstrutiva devido a presumível malignidade pancreática. Gastrointest Endosc. 2008; 68:461-6.

321. CoteGA ,
Sherman S. Endoscopic palliation of pancreaticcancer (paliação endoscópica do cancro do pâncreas ).
Cancer J. 2012 Nov-Dez;18(6):584-90.

322. Puleo F, Marechal R, Demetter P et al. New challanges in perioperative management of pancreatic cancer. World J Gastroenterol. 2015 Feb 28;21(8):2281-2293.

323. Klinkenbijl JH, Jeekel J, Sahmoud T et al. Radioterapia adjuvante e 5-fluorouracil após ressecção curativa de cancro do pâncreas e da região periampular: ensaio de fase III do grupo cooperativo de cancro do trato gastrointestinal EORTC. *Ann Surg 1999; 230: 776-82; discussão 782-4*

324. Smeenk HG, van Eijck CH, Hop WC, Erdmann J, Tran KC, Debois M, van Cutsem E, van Dekken H, Klinkenbijl JH, Jeekel J. Long-term survival and metastatic pattern of pancreatic and periampullary cancer after adjuvant chemoradiation or observation: long-term results of EORTC trial 40891. Ann Surg 2007; 246: 734-740

325. Oettle H, Post S, Neuhaus P, et al. Quimioterapia adjuvante com gemcitabina vs observação em doentes submetidos a ressecção com intenção curativa de cancro do pâncreas: um ensaio aleatório controlado. JAMA 2007; 297: 267277.

326. Regine WF, Winter KW, Abrams R. RTOG 9704, um estudo de fase III de 5-FU adjuvante pré e pós-quimiorradiação (CRT) vs. Gemcitabina (G) para adenocarcinoma pancreático ressecado. *J Clin Oncol* 2006; 24 (Actas da Reunião Anual da ASCO, parte 1):4007.

327. Liao WC, Chien KL, Lin YL, Wu MS, Lin JT, Wang HP, Tu YK. Tratamentos adjuvantes para adenocarcinoma pancreático ressecado: uma revisão sistemática e meta-análise de rede. Lancet Oncol 2013; 14: 1095-1103

328. Teague A, Lim KH, Wang-Gillam A. Advanced pancreatic adenocarcinoma: a review of current treatment strategies and developing therapies. Ther Adv Med Oncol. 2015 Mar;7(2):68-84.

329. Burris HA 3rd, Moore MJ, Andersen J, et al. Melhorias na sobrevivência e benefícios clínicos com gemcitabina como terapia de primeira linha para pacientes com cancro do pâncreas avançado: um ensaio aleatório. J Clin Oncol 1997; 15:2403.

330. Cunningham, D., Chau, I., Stocken, DD., Valle, JW., Smith, D., Steward, W. et al. (2009) Phase III randomized comparison of gemcitabine versus gemcitabine plus capecitabine in patients with advanced pancreatic cancer. J Clin Oncol 27: 5513- 5518.

331. Rougier, P., Riess, H., Manges, R., Karasek, P., Humblet, Y., Barone, C. et al. (2013) Estudo de fase III aleatorizado, controlado por placebo, em dupla ocultação e em grupos paralelos, que avalia o aflibercept em doentes que recebem tratamento de primeira linha com gemcitabina para o cancro pancreático metastático. Eu J Cancer 49: 2633-2642.

332. Gourgou-Bourgade, S., Bascoul-Mollevi, C., Desseigne, F., Ychou, M., Bouche, O., Guimbaud, R. *et al.* (2013) Impacto do FOLFIRINOX em comparação com a gemcitabina na qualidade de vida em doentes com cancro

pancreático metastático: resultados do ensaio aleatório PRODIGE4/ACCORD 11. *J Clin Oncol 31: 23-29.*

333. Conroy, T., Desseigne, F., Ychou, M., Bouche, O., Guimbaud, R., Becouarn, Y. et al. (2011) FOLFIRINOX versus gemcitabine for metastatic pancreatic cancer. N Engl J Med 364: 1817-1825.
334. Von Hoff, DD., Ervin, T., Arena, FP., Chiorean, EG., Infante, J., Moore, M. et al. (2013) Aumento da sobrevivência no cancro do pâncreas com nab-paclitaxel mais gemcitabina. N Engl J Med 369: 1691-1703.

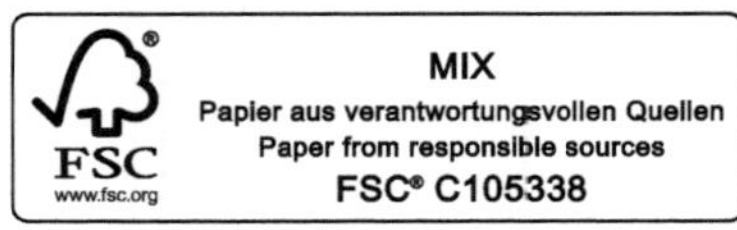


Printed by Books on Demand GmbH, Norderstedt / Germany